脑卒中防治系列丛书

总主编 王陇德

脑卒中专科护理
Stroke Nursing Care

主　编　郭燕红　李秀华

副主编　杨莘　应岚

编　委（按姓氏笔画排序）

于冬梅　王　玲　刚婷婷　杨　柳

郑红云　胡秀兰　郭米嘉　常　红

梁建姝　戴付敏

U0352243

人民卫生出版社

图书在版编目（CIP）数据

脑卒中专科护理 / 郭燕红，李秀华主编. —北京：人民卫生出版社，2016

ISBN 978-7-117-22262-4

Ⅰ. ①脑… Ⅱ. ①郭… ②李… Ⅲ. ①脑血管疾病－护理 Ⅳ. ①R473.5

中国版本图书馆 CIP 数据核字（2016）第 050312 号

| 人卫社官网 | www.pmph.com | 出版物查询，在线购书 |
| 人卫医学网 | www.ipmph.com | 医学考试辅导，医学数据库服务，医学教育资源，大众健康资讯 |

脑卒中专科护理

主　　编：郭燕红　李秀华
出版发行：人民卫生出版社（中继线 010-59780011）
地　　址：北京市朝阳区潘家园南里 19 号
邮　　编：100021
E - mail：pmph @ pmph.com
购书热线：010-59787592　010-59787584　010-65264830
印　　刷：北京铭成印刷有限公司
经　　销：新华书店
开　　本：850×1168　1/32　印张：8
字　　数：160 千字
版　　次：2016 年 4 月第 1 版　2016 年 8 月第 1 版第 2 次印刷
标准书号：ISBN 978-7-117-22262-4/R·22263
定　　价：28.00 元

打击盗版举报电话：010-59787491　E-mail：WQ @ pmph.com
（凡属印装质量问题请与本社市场营销中心联系退换）

《脑卒中防治系列丛书》

编　委

总主编　王陇德

主　编（按姓氏笔画排序）

王陇德　华　扬　李秀华　励建安　张　通　周良辅
赵继宗　姜卫剑　凌　锋　高培毅　郭燕红　崔丽英
蒲传强　霍　勇

副主编（按姓氏笔画排序）

王少石　王拥军　王金环　冯晓源　母义明　邢英琦
吉训明　刘　鸣　刘建民　李　玲　李天晓　李坤成
杨　莘　应　岚　张建宁　周生来　周定标　单春雷
顾　新　惠品晶　游　潮　樊东升

编　委（按姓氏笔画排序）

于生元　于冬梅　于春水　于德林　王　玲　王　柠
王　涛　王　硕　王大明　王茂德　王金锐　王继跃
毛　颖　方　琪　尹　龙　邓学东　左慧娟　卢　洁
卢燕玲　帅　杰　史怀璋　曲乐丰　吕少丽　刚婷婷
朱　刚　朱鑫璞　刘新峰　安中平　许予明　许百男
孙宁玲　孙胜军　买买提力·艾沙　纪立农　杜　彬

出版说明

随着近 30 年来我国经济的高速发展，我国居民的疾病谱发生了重大变化，心脑血管疾病等慢性非传染性疾病已成为严重威胁民众健康和致残、致死的首要原因，其中以脑卒中最为突出。2010 年，全球研究数据显示，脑卒中已成为中国第一位死亡原因。脑卒中给我国居民家庭和社会带来了沉重负担，危害极为严重。为了应对脑卒中的严峻威胁，国家卫生和计划生育委员会启动脑卒中防治工程，组织各级卫生行政部门、各级医疗机构、疾病预防控制中心等共同开展脑卒中防治工作，摸索建立了覆盖全国的脑卒中防治网络体系，为我国心脑血管疾病的防治工作开展了大量有益探索。

为在各级医疗机构中深入推进脑卒中的规范化防治，国家卫生计生委脑卒中防治工程委员会组织专家充分借鉴国际先进经验，并结合我国医疗机构对脑血管病的医疗实践状况，开展《脑卒中防治系列丛书》的编写，经专家多次讨论和审阅，最终形成本套丛书。

本套丛书有如下特点：

1. 编写工作是在对全国 31 个省、市、自治区，共 300 多家脑卒中防治基地医院充分调研的基础上开展的，充分反映了全国脑卒中防治领域的需求。

2. 图书品种是严格按照脑卒中各相关专业构成和业务能力发展要求设置的，涉及内科治疗、外科治疗、介入治疗、康复治疗、影像学评估、专科护理、健康管理和超声筛查8个专业。

3. 为了保证内容的学术水平与实用性，编写人员均由来自全国大型综合性三甲医院的知名专家和临床一线的中青年优秀专家组成。

4. 为了保证内容的权威性和指导性，参考文献来源于国内、外各相关专业委员会制定的指南、规范、路径和国家级教材。

5. 内容在保持先进性的同时，以脑卒中防治的规范化培训为目的，更侧重于知识点的成熟性和稳定性。

6. 字词凝练，内容表达尽量条理化、纲要化、图表化。

本套丛书共8本，除适合各级医院脑卒中相关临床工作者阅读之外，还兼顾综合性医院各专业年轻医师和临床型研究生规范化培训使用。本套图书将根据临床发展需要，今后每3～5年修订一次。整套丛书出版后，将积极进行数字化配套产品的出版。希望本套丛书的出版为提高我国脑卒中防治的综合能力，遏制脑血管病的高发态势，维护广大人民群众的健康权益，做出应有的贡献。

由于编纂时间仓促，书中难免有疏漏之处，敬请广大读者提出宝贵意见。

国家卫生计生委脑卒中防治工程委员会
2016年4月

防治卒中
健康中国

题赠国家卫生计生委
脑卒中防治工程

陈竺 二〇一五年四月二十八日

序

　　为在全国范围内尽快建立一整套脑卒中高危人群筛查与防治技术推广体系，加快培养一批高水平、高素质、能够承担脑卒中筛查与防治工作的专业医务人员，全面提升脑卒中防治意识，国家卫生计生委脑卒中防治工程委员会组织了国内脑卒中防治领域顶级专家和学者，历时3年时间，共同编写了这套《脑卒中防治系列丛书》。这是我国在脑卒中防治工作中的一件具有重要意义的大事。

　　近年来，随着中国经济的快速增长，人们的生活方式发生了很大的变化，因人口老龄化的加速和不良生活方式所导致的慢性非传染性疾病（简称"慢性病"）的防控工作压力巨大。而脑卒中作为当前慢性病中致死率、致残率最高的疾病之一，已成为我国慢性病筛查与防治工作的重点。国家卫生计生委脑卒中防治工程委员会自2011年成立至今，本着"关口前移、重心下沉、提高素养、宣教先行、学科合作、规范诊治、高危筛查、目标干预"的指导方针，聚焦国内脑卒中筛查与防治体系建设，进行顶层设计、科学谋划，抓住当前脑卒中筛查与防治工作中的重点、难点问题，进行矢力攻坚、扎实推进，在加强国内慢性病防治管理与人民群众健康教育普及、推进国家"基层首诊、双向转诊、急慢分治、上下联动"分级诊疗体系建设和完善基层医疗卫生机构网格化管理运行机制等方面进行了诸多有益的探索，为推进"健康中国"建设做出了积极贡献。

《脑卒中防治系列丛书》总结了我国老、中、青三代医学专家在脑卒中防治领域的集体智慧和实践经验，同时吸纳了当前循证医学已经证实的医学科技新进展，顺应了当前脑卒中防治的发展需要。它为国内脑卒中防治一线的医务人员提供了工作指导和业务规范，也为各级卫生行政管理部门对脑卒中防治体系的建设与监管提供了科学的依据。《脑卒中防治系列丛书》的编写是一项艰巨的工程，在编写过程中专家们尽职尽责，一丝不苟，精益求精，确保了这套丛书的科学性、规范性和可操作性。我代表卫生计生委并以我个人的名义对参与本套丛书编写的各位专家表示衷心的感谢。

当然，我国脑卒中筛查与防治工作仍处于起步阶段，需要加强与完善的地方还很多，难免存在一些不足。在此，我希望国内脑卒中防治领域的专家和一线医务人员对本套丛书提出宝贵的意见和建议，以便再版时修订，力争将此套丛书打造成国内知名的脑卒中防治培训用书，为我国脑卒中防治工作做出应有的贡献。

2016 年 4 月

前　言

　　慢性非传染性疾病严重威胁我国人民的健康，脑血管病首当其冲，遏制脑血管病的高发态势刻不容缓。6 年前，国家启动了脑卒中防治工程，全国各省、自治区、直辖市卫生行政部门认真组织，各基地医院、基层医疗卫生机构及广大专家、学者积极参与，国家一级脑卒中防控网络体系现已基本建成，脑卒中中心建设如火如荼，筛查和随访大数据库已具规模，各级医疗卫生机构多学科协同防治水平和医务人员的防治结合理念得到了显著提升，人民群众的脑卒中防控意识不断增强。

　　随着脑卒中防治工程的深入开展，脑卒中防治的临床、科研和管理工作得到越来越广泛地重视，而与之相应的，却是相关知识的贫乏和技术的不规范，迫切需要科学权威的书籍用于培训和指导。为此，国家卫生计生委脑卒中防治工程委员会从 2012 年起，邀请赵继宗、周良辅、蒲传强、崔丽英、霍勇、凌锋、姜卫剑、励建安、张通、郭燕红、李秀华、高培毅、华扬等专家担任主编，近 150 位国际、国内知名专家担任编委，历时 3 年，编写完成了这套《脑卒中防治系列丛书》。整套丛书近百万字，内容来自于各位专家多年的临床实践经验总结和对全国

31 个省市自治区共 306 家脑卒中防治基地医院的充分调研成果，真实反映了我国脑卒中防治领域相关专业的需求。本套丛书严格按照脑卒中各相关专业构成和业务能力发展的要求，共设置了内科治疗、外科治疗、康复治疗、影像学评估、专科护理、健康管理及超声筛查等 8 个分册。这套丛书的编写，旨在引导临床医生和医学科研工作者开阔思维，不断从临床实践和科学研究等方面提高自身能力；指导各级卫生行政部门、疾控机构和基地医院等，借鉴可行的方法与经验，继续探索我国脑卒中防治的新模式，从而降低脑卒中的发病率和死亡率，为提高人民群众的健康水平做出重要贡献。

　　本套丛书的编纂可能有疏漏之处，敬请广大读者提出宝贵意见。

2016 年 4 月

目　录

第一章

脑卒中基本知识

第一节 概　述

脑卒中是目前导致人类死亡的第二位死因，它与缺血性心脏病、恶性肿瘤构成多数国家的三大致死疾病，同时也是首要的严重致残原因。根据2013年《中国医学科技发展报告》，每年死于脑卒中者超过150万，新发病例约250万，幸存者600万～700万，残疾率高达75%，具有发病率高、死亡率高、致残率高、复发率高的特点。目前我国脑卒中的发病率正以每年8.7%的速度上升，世界卫生组织预测，如果死亡率以1%增长计算，到2030年我国每年将有近600万人死于脑卒中。但是，针对危险因素积极地进行早期干预预防，可以减少脑卒中的发生，因此，如果我们现在付诸实践的话，将会有600万人避免因脑卒中而死亡。

一、脑部血流供应

（一）脑的动脉系统

脑部的血流由颈内动脉和椎 - 基底动脉两个系统供应。两者间由脑底动脉环，也称 Willis 环连通。

1. 颈内动脉系统 颈内动脉起自颈总动脉,垂直上升至颅底,穿颞骨岩部经颈动脉管抵岩骨尖,通过破裂孔入颅内,穿硬脑膜经海绵窦,依次分出分支主要供应眼部、额叶、颞叶、顶叶和基底核等大脑半球前 3/5 部分的血流,故又称前循环。

2. 椎-基底动脉系统 由椎动脉和基底动脉构成。椎动脉起自锁骨下动脉,穿第 6 至第 1 颈椎横突孔,经枕骨大孔入颅腔,行至延髓脑桥交界处,左右椎动脉汇合成一条基底动脉。椎-基底动脉系统主要供应脑后部的 2/5,包括脑干、小脑、大脑半球后部以及部分丘脑的血流,故又称后循环。

3. 脑动脉的侧支循环

(1)脑底动脉环(Willis 环):通过前交通动脉,两侧大脑前动脉互相沟通,两侧颈内动脉和大脑后动脉各由一后交通动脉连接起来,共同组成脑底动脉环。

(2)颈内动脉与颈外动脉之间的侧支循环。

(3)椎动脉、锁骨下动脉与颈外动脉之间的侧支循环和吻合。

(4)各脑动脉末梢分支间的吻合。

(二)脑的静脉系统

脑的静脉包括大脑浅静脉和大脑深静脉。大脑浅静脉可分为三组,即大脑上静脉、大脑浅中静脉和大脑下静脉,它们收集大脑半球的静脉血液后流入上矢状窦、海绵窦及横窦。重要的大脑深静脉有大脑内静脉、基底静脉和大脑大静脉,主要引流大脑半球深部结构、脑室脉络丛和间脑的静脉血。深、浅两组静脉的血液最后经乙状窦由颈内静脉出颅，回流至右心房。颅内主要静脉窦有海绵窦、上矢状窦、下矢状窦、岩上窦、岩下窦、直窦、横窦和乙状窦。

二、脑部血流的生理调节因素

脑组织几乎没有能源储备，需要血液循环连续不断地供应氧和葡萄糖，而且利用脂肪酸和蛋白质的能力非常有限。保持大脑血流的稳定是维持正常脑功能的关键。脑血流与脑动脉的灌注压力成正比，而灌注压力又与脑血管的舒张及收缩状态密切相关。这种血管的舒张及收缩主要由以下形式调节：

1. 脑血管自动调节功能　血压升高时，脑小动脉管腔内压增高而发生小动脉收缩，小动脉收缩时脑血流量减少；反之，血压下降可发生小动脉扩张，脑血流量增加。平均动脉压在 60～150mmHg 时，自动调节可使脑血流量始终稳定在正常水平，超出这一界限则使自动调节失常，脑部血流供应障碍。

2. 化学调节　二氧化碳是较强的血管扩张物质，与氧对血管的调节作用相反，当血中二氧化碳分压增高、氧分压降低时脑血流量增加；反之亦然。

3. 神经调节　交感神经兴奋可引起动脉收缩，副交感神经兴奋可引起动脉舒张。

4. 代谢调节　局部脑组织的血流受神经元代谢水平的调节。

5. 血黏稠度　脑血管阻力还与血液黏稠度有关。

第二节　短暂性脑缺血发作

一、概念

1965 年，美国第四届普林斯顿会议将短暂性脑缺血发作（transient ischemic attacks，TIA）定义为"突然出现的局灶性或全脑神经功能障碍，持续时间不超过 24 小时，且排除非血管源性原因"。美国国立卫生研究院脑血管病分类于 1975 年采用了此定义，并一直沿用至今。2002 年 TIA 工作组提出了 TIA 的新概念：由于局部脑或视网膜缺血引起的短暂性神经功能缺损发作，典型临床症状持续不超过 1 小时，且在影像学上无急性脑梗死的证据。

二、病因

动脉粥样硬化是引起 TIA 最主要的原因之一。主动脉弓、颈总动脉和颅内大血管动脉粥样斑块脱落，是引起动脉至动脉微栓塞最常见的原因。

三、辅助检查

1. 血生化检查血液成分或流变学检查等。
2. 超声检查了解有无血管狭窄及动脉硬化程度。
3. CT 和 MRI 检查多数无阳性发现。部分患者，MRI 可有缺血改变。

四、诊断要点

（一）颈内动脉系统的 TIA

多表现为单眼（同侧）或大脑半球症状。视觉症状表现为一过性黑矇、雾视、视野中有黑点，或有时眼前有阴影摇晃，光线减少。大脑半球症状多为一侧面部或肢体的无力或麻木，可以出现言语困难（失语）和认知及行为功能的改变。

（二）椎 - 基底动脉系统的 TIA

通常表现为眩晕、头晕、构音障碍、跌倒发作、共济失调、异常的眼球运动、复视、交叉性运动或感觉障碍、偏盲或双侧视力丧失。椎 - 基底动脉缺血的患者可能有短暂的眩晕发作，但需同时伴有其他神经系统症状或体征，较少出现晕厥、头痛、尿便失禁、嗜睡、记忆缺失或癫痫等症状。

五、治疗原则

1. 针对 TIA 的病因及诱发因素进行治疗，消除微栓子来源和血流动力学障碍。

2. 防治反复发作及预防脑梗死。

3. 保护脑组织，防治 TIA 后灌注损伤。

六、药物治疗

1. 抗血小板聚集药物。

2. 抗凝治疗。

3. 血管扩张药和扩容药物。

4. 其他,如中医中药等。

七、介入及外科手术治疗

1. 经皮血管成形术。

2. 颈动脉内支架置入术及颅内血管支架成形术。

3. 外科手术治疗,如颈动脉内膜剥脱术、颅内血管搭桥术。

第三节 脑 梗 死

一、概念

脑梗死(cerebral infarction)又称缺血性脑卒中,是指各种原因引起的脑部血液供应障碍,使局部脑组织发生不可逆性损害,导致脑组织缺血、缺氧性坏死。

二、病因

引起脑梗死的根本原因是,供应脑部血液的颅外或颅内动脉中发生闭塞性病变而未能获得及时、充分的侧支循环,使局部脑组织的代谢需要与可能得到的血液供应之间发生超过一定限度的供不应求现象所致。此外,导致脑梗死的另一类重要病因是脑动脉的栓塞即脑动脉栓塞性脑梗死,简称为脑栓塞。脑栓塞患者供应脑部的血管本身多无病变,绝大多数的栓子来源于心脏。

三、辅助检查

1. 血常规、血生化、血凝、血流变学检查、心电图等。

2. CT 检查，早期多正常，24～48 小时后出现低密度灶。

3. MRI 检查急性脑梗死及伴发的脑水肿，在 T_1 加权像上均为低信号，T_2 加权像上均为高信号，如伴出血，T_1 加权像上可见高信号区。发病早期，DWI 上可见高信号。

4. 经颅多普勒超声（TCD）和颈动脉超声检查发现有血管高度狭窄或局部血流异常。

四、诊断要点

1. 脑梗死诊断要点

（1）发病年龄多在 50～70 岁。

（2）具有动脉粥样硬化、高血压、糖尿病史。

（3）安静下起病或睡眠时出现症状。

（4）症状在几小时或几天内逐渐加重。

（5）神经系统局灶体征明显，重者出现不同程度的意识障碍。

（6）CT 扫描显示低密度灶（发病 24～48 小时）。

（7）MRI 检查显示异常信号（发病 4 小时后）。

2. 脑栓塞诊断要点

（1）以青壮年较多见，病前有风湿性心脏病、心房颤动及大动脉样硬化等病史。起病急，症状常在数秒或数分钟达到高峰,表现为偏瘫、失语等局灶性神经功能缺损。

（2）头颅 CT 扫描或 MRI 检查显示脑梗死可作为支持诊断依据。

（3）详细追问病史以及心电图、颈动脉超声等辅助检查,可发现栓子来源。

五、治疗原则

1.脑梗死防治　动脉粥样硬化患者应低脂饮食,多吃蔬菜和植物油,少吃胆固醇含量丰富的食物和动物内脏、蛋黄及动物油等。如伴有高血压、糖尿病等,应重视对该病的治疗。注意防止可能引起血压骤降的情况,如降压药物过量、严重腹泻、大出血等。生活要有规律。注意劳逸结合、避免身心过度疲劳。经常进行适当的保健体操,加强心血管的应激能力。对已有短暂性脑缺血发作者,应积极治疗。这是防止发生动脉硬化性脑梗死的重要环节。

2.脑栓塞防治　防治心脏病是防治脑栓塞的一个重要环节。一旦发生脑栓塞,其治疗原则上与动脉硬化性脑梗死相同。患者应取左侧卧位。低分子右旋糖酐、扩血管药物、激素均有一定作用。

第四节　脑　出　血

一、概念

脑出血(intracerebral hemorrhage, ICH)是指原发于

脑内动脉、静脉和毛细血管的病变出血,以动脉出血为多见,血液在脑实质内积聚形成脑内血肿。

二、病因

高血压动脉硬化是自发性脑出血的主要病因,高血压患者约有 1/3 的机会发生脑出血,而脑出血患者中 93.91% 有高血压病史。其他还包括脑淀粉样血管病、动脉瘤、动脉 - 静脉畸形、动脉炎、血液病等。

三、辅助检查

(一)CT 检查

CT 检查以平扫为主,CTA 和 CTP 为备选。CT 检查可显示血肿部位、大小、形态,是否破入脑室,血肿周围有无低密度水肿带及占位效应等。24 小时内出血灶表现为高密度,边界清楚。48 小时以后,出血灶高密度影周围出现低密度水肿带。CTA 可显示潜在的脑血管异常。

(二)DSA

脑血管 DSA 对颅内动脉瘤、脑血管畸形等的诊断,均有重要价值。

(三)MRI

MRI 具有比 CT 更高的组织分辨率,且可直接多方位成像,无颅骨伪影干扰,又具有血管流空效应等特点,使对脑血管疾病的显示率及诊断准确性比 CT 更胜一筹。CT 能诊断的脑血管疾病,MRI 均能做到;而对发生于脑干、颞叶和小脑等的血管性疾病,MRI 比 CT 更佳;

对脑出血、脑梗死的演变过程,MRI 比 CT 显示更完整;对 CT 较难判断的脑血管畸形、烟雾病等,MRI 比 CT 更敏感。

(四)TCD

多普勒超声检查最基本的参数为血流速度与频谱形态。血流速度增加可表示高血流量、动脉痉挛或动脉狭窄;血流速度减慢则可能是动脉近端狭窄或循环远端阻力增高的结果。

四、诊断要点

1. 高血压或其他颅内、外脑卒中危险因素。

2. 突发、迅速进展的全脑症状,如头痛、呕吐、脑膜刺激征。

3. 局限性神经功能缺损表现,如失语、偏瘫、偏身感觉障碍等。

4. 脑 CT 扫描有出血征象。

五、治疗原则

(一)内科治疗

1. 一般治疗　患者安静休息,就地诊治,避免长途搬动,一般应卧床休息 2～4 周。生命体征监测,保持呼吸道通畅,必要时给予吸氧。昏迷或吞咽障碍者发病 2～3 天应给予鼻饲。静脉补液,维持水、电解质平衡。保持大便通畅。

2. 减轻脑水肿和降低颅压,防止脑疝形成。

3. 血压的管理　血压过高时,容易增加再出血的危险性,应及时控制高血压。

4．亚低温治疗 减轻脑水肿,减少自由基产生,促进神经功能缺损恢复,改善患者预后,且无不良反应,安全有效。

5．并发症的防治 注意识别并发症的发生,给予相应的治疗。

(二)外科治疗

去骨瓣减压术、小骨窗开颅血肿清除术、钻孔或锥孔穿刺血肿抽吸术、内镜血肿清除术、微创血肿清除术和脑室出血穿刺引流术等。主要目的是清除血肿,降低颅压,挽救生命,其次是尽可能减少早期血肿对周围脑组织的压迫,降低致残率。

第五节 蛛网膜下腔出血

一、概念

颅内血管破裂后,血液流入蛛网膜下腔时,称为蛛网膜下腔出血(subarachnoid hemorrhage,SAH)。

二、病因

自发性蛛网膜下腔出血可由多种病因所引起,在SAH 的病因中以动脉瘤破裂占多数,达 76%,动静脉畸形占 6%～9%,动静脉畸形合并动脉瘤占 2.7%～22.8%。其余是由各种其他的病因所造成。

三、辅助检查

1．CT 的应用　利用血液浓缩区判定动脉瘤的部位。急性期（1 周内）多数可见脑沟、脑池或外侧裂中有高密度影。在蛛网膜下腔高密度区出现局部特高密度影者，可能为破裂的动脉瘤。脑表面出现局部团块影像者，可能为脑血管畸形。

2．CTA 和 MRA　是无创性的脑血管显影方法，但敏感性和准确性不如 DSA。主要用于有动脉瘤家族史或有动脉瘤破裂先兆者的筛查、动脉瘤患者的随访以及急性期不能耐受 DSA 检查的患者。

3．DSA　确定颅内动脉瘤、脑血管畸形等的金标准。一般在发病后 3 天内或 3 周后进行 DSA 检查。

4．脑脊液检查　腰穿压力一般均增高，多为均匀一致血性。

5．MRI　急性期不易显示病变，亚急性期 T_1 加权像上蛛网膜下腔呈高信号，MRI 对超过 1 周的蛛网膜下腔出血有重要价值。

四、诊断要点

1．突然剧烈头痛伴恶心、呕吐，局限性神经功能缺损、缺如，脑膜刺激征阳性等，可为 SAH 的初步诊断提供依据。

2．脑 CT 扫描显示脑沟、脑池、脑裂高密度影，腰椎穿刺血性脑脊液，眼底玻璃体后出血等，可为 SAH 的确定诊断提供依据。

3．非典型性 SAH 是神经科常见的危险性很高的疾病，通常与临床症状（头痛）轻、脑膜刺激征可疑、影像学无异常发现有关，此时需特别小心谨慎，腰椎穿刺进行脑脊液检查成为最重要的诊断手段。

五、治疗原则

1．一般处理及对症治疗　绝对卧床，安静休息，避免情绪激动。监测生命体征和神经系统体征变化，保持气道通畅。静脉补液，维持水、电解质平衡。必要时可使用镇静药物。保持大便通畅。

2．降低颅压　使用脱水剂降颅压，适当限制液体入量。

3．止血及防止再出血　安静休息，调控血压，使用抗纤溶药物，确定存在手术指征可选择手术夹闭动脉瘤或介入栓塞动脉瘤。

4．防治脑动脉痉挛及脑缺血　维持正常血容量和血压，早期使用钙通道阻滞剂，早期手术。

5．防治脑积水　药物治疗、脑室穿刺脑脊液外引流术、脑脊液分流术。

杨　莘　刚婷婷

参 考 文 献

1．饶明俐. 中国脑血管病防治指南. 北京：人民卫生出版社，2007.
2．宿英英. 神经系统急危重症监护与治疗. 北京：人民卫生出版社，2005.
3．贾建平. 神经科特色诊疗技术. 北京：科学技术文献出版社，2007.
4．杨莘. 神经疾病护理学. 北京：人民卫生出版社，2005.
5．贾建平，陈生弟. 神经病学. 北京：人民卫生出版社，2013.
6．中国医学科学院. 中国医学科技发展报告. 北京：科学出版社，2013.

第二章

脑卒中护理规范

第一节 卒中单元

一、卒中单元的概念及分类

（一）卒中单元的概念

卒中单元已经发展了 60 年。1950 年北爱尔兰的 Adams 第一次报道了有组织的卒中服务模式，即在老年病房建立卒中康复组。随后由于循证医学的普及和推广，对卒中单元进行了多次 Meta 分析和系统综述，奠定了卒中单元在临床实践中的确切地位。2000 年开始出现延伸卒中单元（extended stroke unit）的概念，即把卒中单元中的患者管理延伸到出院之后的家庭和社区医疗，形成了卒中患者管理的社会系统工程。许多国家卒中治疗指南都把是否能进入卒中单元治疗作为评价患者是否接受了最佳治疗的指标。

卒中单元是指医院中专门为卒中患者提供床位的特殊病区，包括普通病床和重症监护病床（一般占 20%，装备必要的生命体征监测和抢救设备），由多专业小组负责，目的是给卒中患者提供标准的诊断、治疗康复和专业监护。

卒中单元无任何特异的药物或外科治疗，但却能减少死亡率，提高患者独立生活能力，缩短住院时间，减少在保健机构的休养时间，从生活质量和经济两方面都有意义。卒中单元的负面作用尚未见报道，是目前已知最有效的卒中治疗方法。

（二）卒中单元的分类

按照收治的对象和工作方式，把卒中单元分为以下四种基本类型：

1．急性卒中单元（acute stroke unit） 收治急性期的患者，通常是发病 1 周内的患者，在这种卒中单元中强调监护，患者住院数天，一般不超过 1 周。

2．康复卒中单元（rehabilitation stroke unit） 收治发病 1 周后的患者，由于病情稳定，更强调康复。患者在此住院数周，甚至数月。

3．联合卒中单元（combined acute and rehabilitation stroke unit） 也称完善卒中单元（comprehensive stroke unit），联合急性和康复的共同功能。收治急性期患者，但住院数周，如果需要，可延长至数月。

4．移动卒中单元（mobile stroke unit） 也称移动卒中小组（mobile stroke team），此种模式中没有固定的病房，患者收治到不同病房，一个多学科医疗小组去查房和制定医疗方案，没有固定的护理队伍。也有人认为，此种形式不属于卒中单元，只是卒中小组（stroke team）。

二、卒中单元的组建

（一）医院的医疗环境

建立卒中单元需要特定的医疗环境和条件，这些医疗条件限定收治卒中患者的基本要求。欧洲卒中促进会（EUSI）的指南中要求，建立卒中单元的最低要求有10项，包括：① 24小时内随时可以CT检查；②建立卒中治疗指南和操作程序；③在评价和治疗中神经内科、其他内科、神经放射科和神经外科的密切合作；④特殊培训的护理队伍；⑤早期康复包括语言治疗、作业治疗和物理治疗；⑥建立康复网络；⑦24小时内完成超声检查（颅内和颅外血管、彩色编码双功能超声、经颅多普勒超声）；⑧24小时内完成心电图和超声心动图；⑨实验室检查（包括凝血参数）；⑩监测血压、血气、血糖、体温。

如果是大型中心，还有其他额外要求，包括：①MRI/MRA；②弥散和灌注MR；③CTA；④经食管超声心动图；⑤脑血管造影。

（二）卒中单元的病房设置

卒中单元与普通病房相比增加了康复、健康教育的内容，同时对于急性卒中单元要求有一定的监护功能，因此卒中单元设置具有运动治疗和作业治疗功能的肢体康复室，设置计算机支持的语言评价和语言治疗室，设置计算机支持的心理评价和心理治疗室，设置多媒体支持的患者及家属健康教育室，设置卒中单元监护室。使卒中单元具备生命支持、药物治疗、肢体康复、语言训练、心理治疗及健康教育的功能。

理想的卒中病房每个房间 4 位患者，病床分别设置在房间的四角。偏瘫侧要对应活动空间大的一侧，有利于肢体康复及移动。不建议将患者放在单间病房内，因为这样不利于患者的肢体康复及自我健康教育。

（三）卒中单元的工作人员

卒中单元的工作是多元医疗模式，其基本工作方式是卒中小组的团队工作方式。早期的卒中小组包括很多成员，而后随着卒中单元模式的推广，各卒中小组根据自己的实际情况组建有特色的卒中小组，小组成员之间分工协作、有机地结合，在统一领导下工作。

卒中小组成员主要包括临床医生、运动治疗师（PT）、作业治疗师（OT）、语言治疗师、心理治疗师及责任护士。卒中小组成员除了日常各自的工作以外，还通过卒中小组会的形式进行交流。卒中小组会应每周定时召开，内容以循证医学要求的监测项目为基础，能解决患者的实际问题，发挥多学科评价的优点，从不同角度对患者的下一步治疗提出多专业建议。

三、卒中单元的运作模式

完整的治疗必须包括三个环节：①急性期治疗是挽救生命，最大限度减少由于处理不当或合并症所带来的不利后果；②功能康复，原则上应尽早进行，达到使功能恢复到最佳状态；③二级预防，针对不同的病因和不同危险因素进行有针对性的治疗，防止复发。上述三个环节，互为因果，构成一个环形连锁，缺一不可。病房的完整治疗应包括原发病、合并症、并发症的治疗及早期康复、制定二级预防方案、健康教育。卒中单元就是为保证这一治疗成功的组织保障。

（一）任命医疗主管

医疗机构及其管理人员所能承担的义务决定了对急性卒中患者提供高质、有效的治疗。若无这种职责，必要的培训、组织、设备及资金也就不会实现。卒中单元要任命一名医疗主管，此人经过培训，是脑血管病专家；要有足够的脑血管病知识、能够作为项目带头人。此类知识包括至少以下两个方面：①与卒中团体有交往；②（作为讲师或学员）每年至少参加 2 次地区级、国家级、国际级卒中会议；③在权威杂志至少发表 5 篇文章；④连续 8 年以上的脑血管病医学教育，每年都得到认可；⑤由当地医生和医院认可的其他标准。

（二）卒中小组会

卒中小组会是卒中单元系统化管理的重要组成部分，是卒中病房颇具特色的每周例会。卒中单元每个医护人员均要参加卒中小组会，包括临床医师、专业护士、物理治疗师、职业治疗师和语言训练师，共同组成多学科小组，分别从自己的专业角度，针对同一个患者，制订他们专业范围内的医疗计划，共同对每个患者进行的个体化治方案发表意见，同时检验上一周计划实施效果，制订下一步计划。卒中小组会中，多学科小组的成员需要讨论的内容包括早期康复计划、营养状况、语言交流、情感、意识水平、吞咽功能、认知缺损、压疮危险性及出院计划。卒中小组会通过"数字化卒中单元管理系统"软件，可以看到患者自入院以来所有卒中单元的评价，这样有利于系统评价患者的病情。

在卒中小组会上的另一个重要内容是对多专业小组成员进行脑血管病知识讲座，使成员不断更新知识，统一卒中的诊断治疗方案。内容可为脑血管病治疗指南、脑血管病诊断和治疗进展、卒中量表的培训、卒中康复的培训等。

（三）卒中单元的查房模式

卒中患者住院时往往有各种情况，有的是发病当天即来住院，有的是发病几天后来住院，更有发病后数周才来住院的患者。如果患者入院时病情已经稳定，可以进行康复，或肌张力已经升高，存在一些畸形，出现肢体失用、误用的情况。此时如果等到每周固定的卒中小组会的时间，往往会延误患者的康复时机，因此要求住院3天内必须进行多专业小组的查房。查房由3人组成，包括主管医生、治疗师和责任护士。对患者的肢体障碍、吞咽功能等进行基本评价，特别对患者是否适合康复进行床旁评价。不能到康复室进行康复，而病情稳定的患者，治疗师可以在床旁指导责任护士对患者进行肢体的良肢位摆放及有针对性的床上康复。由于在入院时就介入了康复训练，这对纠正患者及家属完全依赖药物治疗卒中而忽略康复锻炼的思想有很大的帮助。

（四）卒中单元各治疗人员职责（表2-1）

表2-1 卒中单元各治疗人员职责

小组成员	职责
临床医师	按照脑血管病治疗指南进行检查、治疗
	在患者入院当天进行量表评分，以后每周评分1次

续表

小组成员	职责
	参加卒中例会
	监督患者康复治疗
	对患者进行健康宣教（基础部分）
	制订出院计划
职业治疗师和	入院后早期评估患者的损伤和残疾情况
物理治疗师	对患者进行运动治疗和作业治疗
	对患者进行健康宣教（康复部分）
语言训练师	对有语言障碍的患者进行测评及训练
心理治疗师	对有心理障碍的患者进行测评及心理治疗
责任护士	按照脑血管病治疗指南、护理常规对患者进行治疗护理
	保持患者正确的体位摆放
	进行昏迷评分及压疮危险性评分
	对患者进行健康宣教（护理部分）
	与患者及家属沟通，起到患者与卒中单元其余小组成员间沟通桥梁作用

四、卒中单元护士技术准入

卒中单元是指改善住院卒中患者医疗管理模式、提高疗效的系统，为脑卒中患者提供药物治疗、肢体康复、语言训练、心理康复和健康教育。在这个新的病房管理体系中，它是一种多元医疗模式，也就是多学科密切配合，发挥各学科优势，制订最合理有效的治疗方案以保证卒中单元工作优质、高效、统一有序地进行。护理是卒中单元重要组成部分，因此卒中单元护理人员是经过培训的专业护士，并具有较强的责任心、耐心和细心。

培训内容包括以下方面：

（1）有关卒中单元基本内容：如卒中单元的概念、人员构成、运作模式及工作内容等。

（2）脑卒中基础知识：如病因、临床表现及主要用药等。

（3）有关脑卒中患者康复知识：患者正确的体位摆放、肢体康复、语言训练及吞咽功能的筛查等。

有关量表评估：如 GCS 评分、压疮危险性评分等。

NICU 工作护士需要掌握必备的专业知识和技能。

五、卒中单元护理人员岗位设置与职责

卒中单元护理人员岗位设置宗旨：为了适应卒中单元多元医疗模式，保证卒中单元护理质量，满足患者需求，提高患者满意度。

（一）卒中单元护理人员岗位设置

1. 护士人员配置

卒中单元普通床位：护士 =1：0.5～1：0.6

卒中单元监护床位：护士 =1：2.5～1：3

2. 护士岗位设置

病房护士长：1 名

主班护士：1 名

责任护士：5～8 名（根据病床总数设置，1 名 /6～8 张床）

（二）卒中单元护理人员职责

卒中单元的工作是多元医疗模式，其基本工作方式是卒中小组的团队工作方式。卒中单元护理包括满

足患者的一般治疗需要,保持患者的正确姿势和体位,对一些关键点如气道、吞咽、营养状况、大小便及皮肤完整性等进行常规观察及护理。护士还可通过正确移动患者及参与日常训练,成为治疗师与患者之间的纽带。同时,卒中单元责任护士是卒中小组成员参加每周例会的执行者、教育者、沟通者,其职责具体包括以下几方面:

1. 护士在接诊患者时介绍自己,向患者及照顾者进行入院宣教,使其尽快适应病房环境,以减少患者焦虑、恐惧心理。入院宣教包括医院的安全、陪住、探视制度,作息时间,进餐、查房及各项治疗护理时间等。

2. 监测患者生命体征并询问患者以往生活方式、既往史及主要症状,为患者安排床位并通知医生。

3. 将患者信息录入卒中单元管理系统。

4. 指导患者正确的体位摆放。

5. 进行昏迷评分及皮肤危险性评分,并录入卒中单元管理系统。

6. 密切观察病情变化,及时发现异常情况并与医师联系:①重点观察意识、瞳孔、生命体征;②及时发现卒中各种并发症;③密切观察药物疗效及不良反应。

7. 治疗护理包括及时、准确执行医嘱,采取各种措施预防卒中并发症发生,满足患者基本生活需要。

8. 患者入院后,责任护士对患者进行吞咽功能筛查(洼田饮水试验),对筛查发现吞咽功能正常患者,给予相应的经口进食,由责任护士观察患者入院后第一餐的进食情况,并给予必要的协助与指导。对于不能经口进食的患者，报告医生，最终由语言治疗师提供吞咽功能的最终评价结果。当接到语言治疗师制定的床头卡的内容后，负责制作卡片，并张贴和每周更换患者床头吞咽功能警示卡片，同时负责对患者及照顾者详细讲解示范和指导进食方法及体位；不能进食者遵医嘱给予鼻饲饮食，并做好鼻饲的护理。

9. 卒中单元的护理人员对每一位患者都要注意早期康复（康复包括肢体、语言、吞咽等），从入院开始每班护士都要保持患者正确的体位摆放，待病情稳定后在康复师指导下进行肢体的主被动运动，责任护士负责督促患者完成康复计划，为患者今后的肢体功能恢复打下良好基础，提高患者的生活质量，使患者能早日回归家庭、回归社会。

10. 对患者及家属进行健康教育。卒中单元护士主要负责组织患者及家属参加健康教育课堂，并承担护理知识的宣教。

11. 加强与患者及家属的沟通，起到患者与卒中单元其余小组成员间沟通桥梁的作用。

12. 做好出院指导，如指导患者按时服药、定期复查、合理饮食等。

梁建姝

参 考 文 献

1. 王拥军. 卒中单元. 北京：科学技术文献出版社，2003.
2. 赵性泉. 脑血管病临床手册系列：卒中单元操作手册. 北京：人民卫生出版社，2009.

第二节 卒中基础监测技术

一、体温监测

（一）目的

1. 测量、记录患者体温。

2. 监测体温变化，分析热型及伴随症状。

（二）异常表现

1. 体温升高 常见于继发感染、下丘脑或脑干受损（因影响体温调节中枢功能而引起中枢性发热，临床特点为持续高热而无寒战，四肢不热、不出汗）、严重的高颈髓段病变（因躯干和肢体的汗腺分泌和散热功能受到损害）；体温升高还可由躁动或抽搐所引起。

2. 体温下降或不升 为呼吸循环衰竭、下丘脑严重病变或临终的表现。

（三）操作步骤

1. 评估患者 询问、了解患者的身体状况，向患者解释测量体温的目的，取得患者的配合。评估患者适宜的测温方法。

2. 操作要点

（1）洗手，检查体温计是否完好，将水银柱甩至35℃以下。

（2）根据患者病情、年龄等因素选择测量方法。

（3）测腋温时擦干腋下的汗液，将体温计水银端放于患者腋窝深处并贴紧皮肤，防止脱落。测量10分钟后取出。

（4）测口温时应当将水银端斜放于患者舌下，闭口3分钟后取出。

（5）测肛温时应当先在肛表前端涂润滑剂，将肛温计的水银端轻轻插入肛门3～4cm，3分钟后取出。用消毒纱布擦拭体温计。

（6）读取体温数，消毒体温计。

3．指导要点

（1）告知患者测口温前15～30分钟勿进食过冷、过热食物，测口温时闭口用鼻呼吸，勿用牙咬体温计。

（2）根据患者实际情况，可以指导患者学会正确测量体温的方法。

（四）注意事项

1．婴幼儿、意识不清或者不合作的患者应测腋温，并需护理人员守候在患者身旁。

2．如有影响测量体温的因素时，应当推迟30分钟测量。

3．发现体温和病情不符时，应当复测体温。

4．如患者不慎咬破汞温度计，应当立即清除口腔内玻璃碎片，再口服蛋清或者牛奶延缓汞的吸收。若病情允许，进食富含纤维食物以促进汞的排泄。

二、脉搏监测

（一）目的

1．测量患者的脉搏，判断有无异常情况。

2．监测脉搏变化，间接了解心脏的情况。

（二）异常表现

1. 脉搏缓慢有力见于颅压增高者。

2. 脉速通常见于继发性发热、脑疝晚期失代偿、脑实质及脑干出血、癫痫发作、缺氧和中枢性及周围性呼吸循环衰竭患者。

（三）操作步骤

1. 评估患者　询问、了解患者的身体状况。向患者讲解测量脉搏的目的，取得患者的配合。

2. 操作要点　协助患者采取舒适的姿势，手臂轻松置于床上或者桌面。以示指、中指、无名指的指端按压桡动脉，力度适中，以能感觉到动脉搏动为宜。一般患者可以测量 30 秒，脉搏异常的患者，测量 1分钟。

3. 指导要点　告知患者测量脉搏时的注意事项。根据患者实际情况，可以指导患者学会正确测量脉搏的方法。

（四）注意事项

1. 如患者有紧张、剧烈运动、哭闹等情况，需稳定后测量。

2. 脉搏短绌的患者，按要求双人测量，即一名护士测脉搏，另一名护士听心率，同时测量 1 分钟。

三、呼吸监测

（一）目的

1. 测量患者的呼吸频率。

2. 监测呼吸变化。

（二）异常表现

1. 呼吸节律不整，如潮式呼吸、叹息样双吸气或呼吸暂停，常为昏迷末期或脑干受损时中枢性呼吸衰竭的一种表现。

2. 呼吸深而慢，同时伴有脉搏缓慢有力及血压增高者，为颅压增高的表现。

3. 呼吸表浅无力或不能，见于颈髓病变和急性感染性多发性神经根神经炎等引起的膈神经和肋间神经麻痹。重症肌无力危象和多发性肌炎等亦可引起呼吸肌瘫痪。此外，痰液坠积、呕吐物阻塞、深昏迷患者舌后坠、继发性肺部感染、肺不张、肺水肿等均可引起呼吸困难，临床上要注意鉴别。

（三）操作步骤

1. 评估患者　询问、了解患者的身体状况及一般情况。

2. 操作要点　观察患者的胸腹部，一起一伏为一次呼吸，测量 30 秒。危重患者呼吸不易观察时，用少许棉絮置于患者鼻孔前，观察棉花吹动情况，计数 1 分钟。

（四）注意事项

1. 呼吸的速率会受到意识的影响，测量时不必告诉患者。

2. 如患者有紧张、剧烈运动、哭闹等，需稳定后测量。

3. 呼吸不规律的患者及婴儿应当测量 1 分钟。

四、血压监测

（一）目的

1. 测量、记录患者的血压，判断有无异常情况。

2．监测血压变化，间接了解循环系统的功能状况。

（二）异常表现

1．血压增高见于病前原有高血压、颅压增高及脑疝前期的代偿期。

2．血压下降多为周围循环衰竭、严重酸中毒、脑干或下丘脑受损、脑疝末期的失代偿期、脑出血伴大量胃出血及氯丙嗪、硝普钠等静脉给药后。

（三）操作步骤

1．评估患者　询问、了解患者的身体情况。告诉患者测量血压的目的，取得患者的配合。

2．操作要点

（1）检查血压计。

（2）协助患者采取坐位或者卧位，保持血压计零点、肱动脉与心脏同一水平。

（3）驱尽袖带内空气，平整地缠于患者上臂中部，松紧以能放入1指为宜，下缘距肘窝2～3cm。

（4）听诊器置于肱动脉位置。

（5）按照要求测量血压，正确判断收缩压与舒张压。

（6）测量完毕，排尽袖带余气，关闭血压计。

（7）记录血压数值。

3．指导要点　告知患者测血压时的注意事项。根据患者实际情况，可以指导患者或者家属学会正确测量血压的方法。

（四）注意事项

1．保持测量者视线与血压计刻度平行。

2．长期观察血压的患者，做到"四定"：定时间、定部位、定体位、定血压计。

3．按照要求选择合适袖带。

4．若衣袖过紧或者太多时，应当脱掉衣服，以免影响测量结果。

五、瞳孔观察

（一）目的

1．协助判断颅内疾病、药物中毒等病情变化。

2．协助疾病的诊断、治疗及对预后的评估。

（二）异常表现

1．双侧瞳孔散大，如同时对光反射迟钝或消失并伴有昏迷者，表示中脑动眼神经受损或小脑扁桃体疝。见于癫痫大发作、脑干脑炎晚期、脑血管病、脑膜炎等疾病引起的颅压增高及临终前的表现。

2．一侧瞳孔进行性散大，对光反应迟钝或消失，伴有意识障碍者，表示颞叶沟回疝，脑干移位压迫动眼神经引起同侧瞳孔散大。见于各种特异性脑炎、脑膜炎和脑血管病及占位性病变引起的颅压增高症的严重后果。

3．双侧瞳孔缩小，表示大脑皮层大脑皮质和脑干以脑桥损害为主的损害。见于药物中毒（如氯丙嗪，巴比妥类，抗精神药，抗癫痫病药物），流行性脑脊髓膜炎，蛛网膜下腔出血，脑室或脑桥出血。

4．一侧瞳孔缩小反射迟钝，表示动眼神经受到刺激，应注意区别单侧瞳孔缩小还是对侧瞳孔扩大。见于外伤后颅内出血，各种疾病引起的颞叶沟回疝早期，因持续时间短而被忽略。

5．双侧瞳孔不等大，时大时小，左右交替，形状不规则，表示脑干病变，尤其中脑受损明显见于脑干出血、多发性硬化、神经梅毒、病毒性炎症刺激中脑等所致。

（三）操作步骤

1．评估患者　询问、了解患者身体情况，既往有无眼疾。对神志清楚患者告之观察瞳孔的目的，取得患者的配合。

2．操作要点

（1）检查手电筒电源是否充足、是否聚光。

（2）先对准双眼的中间照射，对比观察双侧瞳孔的大小、形状，是否等大等圆。

（3）再将光源分别移向左右侧瞳孔中央，观测瞳孔的直接与间接对光反射是否灵敏（观察左眼时遮蔽右眼，反之亦然）。

（4）记录瞳孔大小及对光反射情况。记录标准：瞳孔大小，按实际大小标记（如 2.5mm）；瞳孔对光反射，灵敏标记（++）、迟钝标记（+）、消失标记（−）。

（四）注意事项

1．观察瞳孔变化并记录　临床采用聚光的手电筒，反复观察瞳孔是否有变化，对危重患者应 15～30 分钟观察 1 次，并做详细记录。

2．观测瞳孔应注意的问题　正常瞳孔的直径 2～5mm，平均 3.5mm，圆形，边缘整齐，对光反射灵敏，双侧等大等圆，位于眼球中央，双侧对称。如果直径大于 5mm 为扩大，大于 6mm 为散大，而小于 2mm 为缩小。

3．瞳孔的生理变化　正常瞳孔的大小与年龄、生理状态、屈光、外界环境等因素有关。1 岁以内的婴儿瞳孔最大，其次为儿童和青少年时期，以后随着生长发育，瞳孔会逐渐变小。近视眼瞳孔大于远视眼；交感神经兴奋时，如表现为惊恐不安、疼痛时，瞳孔会扩大；副交感神经兴奋时，如表现为深呼吸、脑力劳动、睡眠等，瞳孔会变小。

六、意识评估

（一）目的

1. 评价与量化脑损伤患者病情轻重程度。

2. 动态监测患者病情变化。

（二）异常表现

1. 具体表现　中枢神经递质的水平或平衡发生了变化；中枢神经细胞的代谢活动出现了变化；神经细胞或轴索损害，包括各种机械、感染、炎症、中毒的因素均可引起意识障碍。

2. 全身性原因　多灶性、弥散性、代谢性脑病、缺血缺氧性脑病。

3. 中枢神经系统疾病

（1）弥散性中枢神经系统疾病：炎症、血管疾病、肿瘤、中毒、外伤、脱髓鞘疾病等。

（2）脑幕下病变：脑干或小脑梗死、出血、炎症、肿瘤等。

（三）判断方法

1. 临床类型判断　护士在不同的时间段通过对患者的呼唤、按压甲床、按压眶上神经出口处，观察患者的应答情况,有无面部表情、肢体活动或翻身动作,以及瞳孔对光反应、角膜反射、吞咽和咳嗽反射等方面的检查来判定。临床上用嗜睡、昏睡、昏迷等名称来描述意识障碍的程度。

(1)嗜睡:患者表现为持续睡眠状态,但能被叫醒,醒后能勉强配合检查及回答简单问题,停止刺激后即又入睡。

(2)昏睡:患者处于沉睡状态,但对语言的反应能力尚未完全丧失,高声呼唤可唤醒,并能做含糊、简单而不完全的答话,停止刺激后又复沉睡。对疼痛刺激有痛苦表情和躲避反应。

(3)浅昏迷:意识丧失,仍有较少的无意识自发动作。对周围事物及声、光等刺激全无反应,但对强烈刺激如疼痛有反应。吞咽、咳嗽、角膜反射以及瞳孔对光反射仍然存在。生命体征无明显改变。

(4)中度昏迷:对各种刺激均无反应,自发动作很少。对强度刺激的防御反射、角膜和瞳孔对光反射均减弱,生命体征已有改变,大、小便潴留或失禁。

(5)深昏迷:全身肌肉松弛,处于完全不动的姿势。对外界任何刺激全无反应,各种反射消失,生命体征已有明显改变,呼吸不规则,血压或有下降。大小便多失禁。

2. 特殊类型的判断

(1)去皮质综合征(decorticate 或 apallic syndrome):为意识丧失、睡眠和觉醒周期存在的一种意识障碍。患者能无意识地睁眼、闭眼和转动眼球,但眼球不能随光线或物品转动,貌似清醒但对外界刺激无反应。对光反射、角膜反射甚至咀嚼动作、吞咽、防御反射均存在，可有吸吮、强握等原始反射，但无自发动作。大小便失禁。如身体姿势为上肢屈曲、下肢伸性强直，则称去皮质强直（decorticate rigidity），与去大脑强直（decerebrate rigidity）的区别为后者四肢均为伸性强直。

（2）无动性缄默症（akinetic mutism）：又称睁眼昏迷（coma vigil），为脑干上部和丘脑的网状激活系统受损，而大脑半球及其传出通路无病变。患者能注视周围的环境及人物，貌似清醒，但不能活动或言语，大小便失禁。肌张力减低，无锥体束征。强烈刺激不能改变其意识状态，存在睡眠-觉醒周期。

去皮质综合征与无动性缄默症的鉴别见表2-2。

表2-2 去皮质综合征与无动性缄默症的鉴别

	鉴别点	去皮质综合征	无动性缄默症
两者不同点	损害部位	广泛大脑半球皮质	脑干或丘脑上行网状激活系统
	脑功能障碍	大脑皮质功能抑制	刺激不能传向大脑半球
	眼球	无目的地游动和无意识地追踪	可注视周围人或物体
	肢体	肌张力增高，病理征阳性	肌张力低下，病理征阴性
	姿势	去皮质强直	无
两者共同点	言语	不能理解和表达言语	
	觉醒	睡眠-觉醒周期存在	
	脑干反射	脑干反射或脑干活动存在	
	肢体	无自发肢体运动	
	大小便	大小便失禁	
	生命体征	血压、脉搏、自主呼吸平稳	

（3）闭锁综合征（locked-in syndrome）：又称为去传出状态，病变位于脑桥腹侧基底部，损及皮质脊髓束及皮质脑干束而引起。患者呈失运动状态，眼球不能向两侧转动，不能张口，四肢瘫痪，不能言语，但意识清醒，能以瞬目和眼球垂直运动示意与周围建立联系。

（4）持久性植物状态：大片脑损害后仅保存间脑和脑干功能的意识障碍，称为植物状态。患者保存完整的睡眠 - 觉醒周期和心肺功能，对刺激有原始清醒，但无内在的思维活动（表 2-3）。

表 2-3　持久性植物状态诊断标准

特点	国际标准	国内标准
认知	失去对自身及周围环境的感知，不能与他人交流、沟通	认知功能丧失，无意识活动，不能执行命令
语言	缺乏语言理解和表达能力	不能理解和表达语言
眼部活动	自动睁眼和眼的反射动作存在，但不能对视、听、触或有害刺激持续、重复、有目的或随意地反应	自动睁眼或刺激下睁眼，可有无目的的眼球跟踪运动
反射	不同程度地保存脑神经反射和脊髓反射	—
大小便	大小便失禁	—
睡眠	存在睡眠 - 醒觉周期	存在睡眠 - 醒觉周期
生命体征	下丘脑及脑干自主神经功能保存或部分保存，生命体征平稳	下丘脑及脑干功能基本保存，保持自主呼吸和血压

3．定性定量判断　应用格拉斯哥昏迷评定量表（Glasgow coma scale，GCS）评定患者意识障碍的程度（表 2-4）。

（1）评估患者：评估患者有无偏瘫、单侧肢体活动差、失语等情况。了解患者操作配合程度。

（2）操作要点：按照 GCS 评分量表逐一评分。评价睁眼反应、言语反应、运动反应，统计总分，评判昏迷程度。

（3）注意事项：最高分为 15 分，最低分为 3 分，总分越低表示昏迷程度越重。轻度昏迷：13～14 分；中度昏迷：9～12 分；重度昏迷：3～8 分。7 分以下预后较差，3～5 分并伴有脑干反射消失的患者有潜在死亡的危险。选择评判时的最好反应计分。注意运动评分左侧和右侧可能不同，用较高的分数进行评分。

表2-4 GCS昏迷评定量表

睁眼反应	计分	言语反应	计分	运动反应	计分
自动睁眼	4	言语正确	5	遵嘱运动	6
呼唤睁眼	3	言语错误	4	刺痛定位	5
刺痛睁眼	2	言语不清	3	刺痛躲避	4
不睁眼	1	言语难辨	2	刺痛屈曲（去皮质）	3
		不语	1	刺痛过伸（去脑强直）	2
				肢体不动	1

七、血糖监测

应激性高血糖是脑卒中患者继发性脑损害的重要因素之一。它通过影响机体代谢、免疫功能，严重影响着患者的预后，及早严格控制血糖是早期卒中监测的重要内容。

（一）监测原因

1. 脑卒中后的应激反应，导致非糖物质增加，如游离脂肪酸,可引起脑内乳酸性酸中毒。

2．脑卒中后氧自由基的大量产生,直接损害脑组织。

3．脑神经细胞膜的钠钾交换障碍,导致细胞内高血钠、细胞外高血钾。

4．脑细胞水肿与颅压升高,加重了脑细胞的代谢障碍。

（二）监测内容

1．原有糖尿病者、肥胖、高血压、血脂紊乱和有糖尿病家族史者,每天测空腹和餐后血糖3～4次。

2．对于原来没有糖尿病而突然血糖增高者,为了排除应激性高血糖或是糖尿病高血糖,可测定糖化血红蛋白,若血糖高,糖化血红蛋白正常,是应激性高血糖,两者皆高可能是糖尿病高血糖。

（三）预后

血糖升高的程度与颅脑损伤、脑卒中、蛛网膜下腔出血等患者的预后密切相关,血糖的控制能够改善其预后。应激性高血糖>11.1mmol/L 持续 24 小时以上,提示预后不良。若用胰岛素持续静滴,将血糖控制在 8.3mmol/L,可有效地降低颅脑损伤后应激性高血糖的发生率和病死率。

八、压疮风险评估

压疮风险预测量表（Braden 评分量表）由美国的 Braden 和 Bergstrom 两位博士于 1987 年制订制定,已被译成日语、汉语、荷兰语等多种语言。

（一）评分内容

Braden 评分量表由 6 个被认为是压疮发生的最主要的危险因素组成，即从患者的感觉、移动、活动能力和影响皮肤耐受力的 3 个因素（皮肤潮湿、营养状况、摩擦和剪切力）6 个方面来进行评估（表 2-5）。如果患者不是卧床不起或局限于椅子上（"活动"方面的评分为 1~2 分），即这位患者就不会患压疮或患压疮的危险性很低，就不必要进行评估。这 6 个方面除了"摩擦和剪切力"一项外，各项得分均为 1~4 分。总分 6~23 分，得分越低，发生压疮的危险性越高。

表 2-5　Braden 评分量表

评分内容	1分	2分	3分	4分
感觉：对压迫有关的不适感受能力	完全丧失	严重丧失	轻度丧失	未受损害
潮湿：皮肤暴露于潮湿的程度	持久潮湿	十分潮湿	偶尔潮湿	很少发生潮湿
活动：身体活动程度	卧床不起	局限于椅上	偶尔步行	经常步行
活动能力：改变和控制体位的能力	完全不能	严重限制	轻度限制	不受限
营养：通常摄食状况	恶劣	不足	适当	良好
摩擦和剪切力	有	有潜在危险	无	

（二）评分要点

1. 感觉　机体对压力所引起的不适感的反应能力。

（1）完全受限：对疼痛刺激没有反应（没有呻吟、退缩或紧握）或者绝大部分机体对疼痛的感觉受限。

（2）极度受限：只对疼痛刺激有反应。只能通过呻吟和烦躁的方式表达机体不适。或者机体一半以上的部位对疼痛或不适感觉障碍。

（3）轻度受限：对其讲话有反应，但不是所有时间都能用语言表达不适感或需要翻身。或者机体的一或两个肢体的部位对疼痛或不适感觉障碍。

（4）没有改变：对其讲话有反应。机体没有对疼痛或不适的感觉缺失。

2. 潮湿　皮肤处于潮湿状态的程度。

（1）一直处于潮湿状态：由于出汗、小便等原因皮肤一直处于潮湿状态每当移动患者或给患者翻身时就可发现患者的皮肤是湿的。

（2）潮湿：皮肤经常但不是总是处于潮湿状态。床单每班至少换1次。

（3）偶尔处于潮湿状态：每天大概需要额外地换1次床单。

（4）很少处于潮湿状态：通常皮肤是干的，只要按常规换床单即可。

3. 活动方式　躯体活动的能力。

（1）卧床：限制在床上。

（2）轮椅：行走能力严重受限或没有行走能力。不能承受自身的重量和（或）在帮助下坐椅或轮椅。

（3）偶尔行走：白天在帮助或无需帮助的情况下偶尔可以走很短的一段路。每班中大部分的时间在床上或椅子上度过。

（4）经常行走：每天至少2次室外行走，白天醒着的时候至少每 2 小时行走 1 次。

4. 活动能力　改变或控制躯体位置的能力。

（1）完全受限：没有帮助的情况下躯体或四肢不能做哪怕是轻微的移动。

（2）重度受限：偶尔能轻微地移动躯体或四肢，但不能独立完成经常的或显著的躯体位置变动。

（3）轻度受限：能独立地经常轻微地改变躯体或四肢的位置。

（4）不受限：独立完成大的经常性的体位改变。

5. 营养　平常的食物摄入模式。

（1）重度营养摄入不足：从来不能吃完一餐饭。很少能摄入所给食物量的 1/3。每天能摄入 2 份或以下的蛋白量（肉或者乳制品）。很少摄入液体。没有摄入流质饮食。或者禁食和（或）清液摄入或静脉输入大于 5 天。

（2）可能营养摄入不足：很少吃完一餐饭，通常只能摄入所给食物量的 1/2。每天蛋白摄入量是 3 份肉或者乳制品。偶尔能摄入规定食物量。或者可摄入略低于理想量的流质或者是鼻饲。

（3）营养摄入充足：可摄入供给量的一半以上。每天摄入蛋白（肉、乳制品）。偶尔会拒绝肉类，如果供给食品通常会吃掉。或者鼻饲或 TPN 量达到绝大部分的营养所需。

（4）营养摄入极佳：每餐能摄入绝大部分食物。从来不拒绝食物。通常吃 4 份或更多的肉类和乳制品。两餐间偶尔进食。不需要其他补充食物。

6. 摩擦和剪切力

（1）已成为问题：移动时需要中到大量的帮助。不可能做到完全抬空而不碰到床单。在床上或者椅子上时经常滑落，需要大力帮助下重新摆体位。痉挛、挛缩或躁动不安通常导致摩擦。

（2）潜在问题：躯体移动乏力，或者需要一些帮助。在移动过程中，皮肤在一定程度上会碰到床单、椅子、约束带或其他设施。在床上或椅子上可保持相对好的位置，偶尔会滑落下来。

（3）没有明显问题：能独立在床上和椅子上移动，并具有足够的肌肉力量在移动时完全抬空躯体。在床上和椅子上总能保持良好的位置。

九、日常生活活动能力

日常生活活动（activities of daily living，ADL）是指人们在每日生活中，为了照料自己的衣、食、住、行，保持个人卫生整洁和进行独立的社区活动所必需的一系列的基本活动。是人们为了维持生存及适应环境而每天必须反复进行的、最基本的、最具有共性的活动。脑卒中患者常常伴有运动、语言、认知等多种功能障碍，造成患者 ADL 能力低下。ADL 可以评定患者功能的高低和疾病的严重程度，有助于护士对患者依赖情况和病情变化进行分析，是护士对患者自理能力的需求、机体功能好转或恶化进行评定的可靠工具。

Barthel 指数评定（the Barthel index of ADL）由美国 Florence Mahoney 和 Dorothy Barthel 设计并应用于临床，

是国际康复医学界常用的方法。Barthel 指数评定简单，可信度高，灵敏度也高，使用广泛，而且可用于预测治疗效果、住院时间和预后。

（一）评分内容（表2-6）

表2-6　日常生活活动（ADL）量表（Barthel 指数）

日常活动项目	独立	部分独立或需要部分帮助	需要大帮助	完全依赖
进餐	10	5	0	
洗澡	5	0		
修饰（洗脸、刷牙、刮脸、梳头）	5	0		
穿衣（包括系鞋带等）	10	5	0	
可控制大便	10	5（每周少于一次失控）	0（失控）	
可控制小便	10	5（每24小时少于一次失控）	0（失控）	
如厕（包括擦净、整理衣裤、冲水）	10	5	0	
床椅移动	15	10	5	0
平地行走45m	15	10	5	0
上下楼梯	10	5	0	
总得分				

（二）评分要点

1. 根据 Barthel 指数记分，将日常生活活动能力分成良、中、差三级。>60 分为良，有轻度功能障碍，能独立完成部分日常活动,需要部分帮助;41～60分为中,有中度功能障碍,需要极大的帮助方能完成日常生活活动;≤40分为差,有重度功能障碍,大部分日常生活活动不能完成或需他人服侍。

2. ADL的评定可让患者在实际生活环境中进行,评定人员观察患者完成实际生活中的动作情况,以评定其能力。也可以在ADL专项评定中进行,评定活动地点在ADL功能评定训练室,在此环境中指令患者完成动作,较其他环境更易取得准确结果,且评定后也可根据患者的功能障碍在此环境中进行训练。

3. 有些不便完成或不易完成的动作,可以通过询问患者本人或家属的方式取得结果。如患者的大小便控制、个人卫生管理等。

4. 评定前应与患者交谈,让患者明确评定的目的,以取得患者的理解与合作。评定前还必须对患者的基本情况有所了解,如肌力、关节活动范围、平衡能力等,还应考虑到患者生活的社会环境、反应性、依赖性等。重复进行评定时应尽量在同一条件或环境下进行。在分析评定结果时应考虑有关的影响因素,如患者的生活习惯、文化素养、职业、社会环境、评定时的心理状态和合作程度等。

十、卒中严重程度的评估

(一)目的

1. 描述卒中患者的神经功能缺损。
2. 评判卒中患者病情严重程度。

（二）评估方法

应用美国国立卫生研究院卒中量表（NIHSS）进行卒中评分（表2-7）。

表2-7 美国国立卫生研究院卒中量表（NIHSS）

项目	评分标准	得分
1. 意识 1a. 意识水平：即使不能全面评价（如气管插管、语言障碍、气管创伤、绷带包扎等），检查者也必须选择1个反应。只在患者对有害刺激无反应时（不是反射），方记录3分	0= 清醒，反应敏锐 1= 嗜睡，最小刺激能唤醒患者完成指令、回答问题或有反应 2= 昏睡或反应迟钝，需要强烈反复刺激或疼痛刺激才能有非固定模式的反应 3= 仅有反射活动或自发反应，或完全没反应、软瘫、无反应	
1b. 意识水平提问：（仅对最初回答评分，检查者不要提示）询问月份，年龄。回答必须正确，不能大致正常。失语和昏迷者不能理解问题记2分，患者因气管插管、气管创伤、严重构音障碍、语言障碍或其他任何原因不能说话者（非失语所致）记1分	0= 都正确 1= 正确回答一个 2= 两个都不正确或不能说	
1c. 意识水平指令：要求睁眼、闭眼；非瘫痪手握拳、张手。若双手不能检查，用另一个指令（伸舌）。仅对最初的反应评分，有明确努力但未完成也给评分。若对指令无反应，用动作示意，然后记录评分。对创伤、截肢或其他生理缺陷者，应给予一个适宜的指令	0= 都正确 1= 正确完成一个 2= 都不正确	

续表

项目	评分标准	得分
2. 凝视 只测试水平眼球运动。对自主或反射性（眼头）眼球运动记分。若眼球侧视能被自主或反射性活动纠正，记 1 分。若为孤立性外周神经麻痹（Ⅲ、Ⅳ、Ⅴ），记 1 分。在失语患者中，凝视是可测试的。眼球创伤、绷带包扎、盲人或有视觉或视野疾病的患者，由检查者选择一种反射性运动来测试。建立与眼球的联系，然后从一侧向另一侧运动，偶能发现凝视麻痹	0= 正常 1= 部分凝视麻痹（单眼或双眼凝视异常，但无被动凝视或完全凝视麻痹） 2= 被动凝视或完全凝视麻痹（不能被眼头动作克服）	
3. 视野 用对诊法检查视野（上下象限），可用辨认手指数或适度的视觉惊吓法（视威胁）检测。如果患者能看到侧面的手指，记录正常。如果单眼盲或眼球摘除，检查另一只眼。明确的非对称盲（包括象限盲），记 1 分。患者全盲（任何原因）记 3 分，同时刺激双眼。若患者濒临死亡记 1 分，结果用于回答问题 11	0= 无视野缺失 1= 部分偏盲 2= 完全偏盲 3= 双侧偏盲（全盲，包括皮质盲）	
4. 面瘫 言语指令或动作示意，要求患者示齿、扬眉和闭眼。对反应差或不能理解的患者，根据有害刺激时表情的对称情况评分。有面部创伤/绷带、经口气管插管、胶布或其他物理障碍影响面部检查时，应尽可能移至可评估的状态	0= 正常 1= 最小（鼻唇沟变平、微笑时不对称） 2= 部分（下面部完全或几乎完全瘫痪，中枢性瘫） 3= 完全（单或双侧瘫痪，上下面部缺乏运动，周围性瘫）	

续表

项目	评分标准	得分
5. 上肢运动 上肢伸展：坐位 90°，卧位 45°。要求坚持 10 秒；对失语的患者用语言或动作鼓励，不用有害刺激。评定者可以抬起患者的上肢到要求的位置，鼓励患者坚持	0= 上肢于要求位置坚持 10 秒，无下落 1= 上肢能抬起，但不能维持 10 秒，下落时不撞击床或其他支持物 2= 能对抗一些重力，但上肢不能达到或维持坐位 90° 或卧位 45°，较快下落到床上 3= 不能抗重力，上肢快速下落 4= 无运动 9= 截肢或关节融合 5a 左上肢 5b 右上肢	
6. 下肢运动 下肢卧位抬高 30°，坚持 5 秒；对失语的患者用语言或动作鼓励，不用有害刺激。评定者可以抬起患者的上肢到要求的位置，鼓励患者坚持	0= 于要求位置坚持 5 秒，不下落 1= 在 5 秒末下落，不撞击床 2= 5 秒内较快下落到床上，但可抗重力 3= 快速落下，不能抗重力 4= 无运动 9= 截肢或关节融合 6a 左下肢 6b 右下肢	
7. 共济失调 目的是发现双侧小脑病变的迹象。实验时双眼睁开，若有视觉缺损，应确保实验在无缺损视野内进行。双侧指鼻、跟膝胫试验，共济失调与无力明显不呈比例时记分。如患者不能理解或肢体瘫痪不记分。盲人用伸展的上肢摸鼻。若为截肢或关节融合，记录 9 分，并解释清楚	0= 没有共济失调 1= 一个肢体有 2= 两个肢体均有 如有共济失调： 左上肢 1= 是 2= 否 9= 截肢或关节融合 右上肢 1= 是 2= 否 9= 截肢或关节融合 左下肢 1= 是 2= 否 9= 截肢或关节融合 右下肢 1= 是 2= 否 9= 截肢或关节融合	

续表

项目	评分标准	得分
8. 感觉 用针检查。测试时,用针尖刺激和撤除刺激观察昏迷或失语患者的感觉和表情。只对与卒中有关的感觉缺失评分。偏身感觉丧失者需要精确检查,应测试身体多处部位:上肢(不包括手)、下肢、躯干、面部。严重或完全的感觉缺失,记2分。昏迷或失语者可记1或0分。脑干卒中双侧感觉缺失记2分。无反应及四肢瘫痪者记2分。昏迷患者(1a=3)记2分	0= 正常,没有感觉缺失 1= 轻到中度,患侧针刺感不明显或为钝性或仅有触觉 2= 严重到完全感觉缺失,面、上肢、下肢无触觉	
9. 语言 命名、阅读测试。要求患者叫出物品名称、读所列的句子。从患者的反应以及一般神经系统检查中对指令的反应判断理解能力。若视觉缺损干扰测试,可让患者识别放在手上的物品,重复和发音。气管插管者手写回答。昏迷患者(1a=3),3分,给恍惚或不合作者选择一个记分,但3分仅给哑人或一点都不执行指令的人	0= 正常,无失语 1= 轻到中度:流利程度和理解能力有一些缺损,但表达无明显受限 2= 严重失语,交流是通过患者破碎的语言表达,听者须推理、询问、猜测,能交换的信息范围有限,检查者感交流困难。 3= 哑或完全失语,不能讲或不能理解	
10. 构音障碍 不要告诉患者为什么做测试。读或重复附表上的单词。若患者有严重的失语,评估自发语言时发音的清晰度。若患者气管插管或其他物理障碍不能讲话,记9分,同时注明原因	0= 正常 1= 轻到中度,至少有一些发音不清,虽有困难,但能被理解 2= 言语不清,不能被理解 9= 气管插管或其他物理障碍	

续表

项目	评分标准	得分
11. 忽视症 若患者严重视觉缺失影响双侧视觉的同时检查，皮肤刺激正常，则记分为正常。若患者失语，但确实表现为关注双侧，记分正常。 通过检验患者对左右侧同时发生的皮肤感觉和视觉刺激的识别能力来判断患者是否有忽视。把标准图显示给患者，要求他来描述。医生鼓励患者仔细看图，识别图中左右侧的特征。如果患者不能识别一侧图的部分内容，则定为异常。然后，医生请患者闭眼，分别测上或下肢针刺觉来检查双侧皮肤感觉。若患者有一侧感觉忽略则为异常	0= 没有忽视症 1= 视、触、听、空间觉或个人的忽视；或对任何一种感觉的双侧同时刺激消失 2= 严重的偏身忽视；超过一种形式的偏身忽视；不认识自己的手，只对一侧空间定位	
总计		

（三）评估说明

1. 意识

（1）意识水平：询问患者 2 或 3 个关于住院环境的一般性问题，并且，在开始量表评定之前，假定检查者已经正式问过病史。根据回答，用 4 分表打分，不要训练。3 分只给予严重损害的患者。他们最好的反应是对伤害性刺激发生反射性姿势运动。如果在 1 和 2 之间难以决定，继续询问患者病史，直到你认为足以评定意识水平。

（2）意识水平提问：问患者"你多大年纪了"并等待

回答,再问"现在是几月",记录错误回答的数目。如果"接近",不能算对。不能说话的人可以书写。不要说出一些可能的答案让患者去选。只能根据初次回答评分。这一项永远不能记为"无法查"(注意,一个气管插管患者被给予一系列答案做选择,但此人的得分仍然是1)。深昏迷(1a=3)的患者得2分。

(3)意识水平指令:告诉患者"睁开眼""闭上眼",再让他用非瘫痪侧肢体"握拳""伸开手掌"。如果截肢或其他生理残疾使其无法完成,用另一种适合的一步指令。不能使用有提示性的语句,这些只能用于把眼睛和手置于适合检查的位置。也就是说,检查时如果患者一开始是闭着眼的,就让他睁眼。打分是根据第2个语句"闭上眼"。计数错误反应的个数。如果患者明显尝试去完成操作任务,因为无力疼痛或其他障碍而不能完成,算对。只能给首次尝试打分,并且只能问1次问题。

2. 最佳凝视　这一项的目的是观察水平性眼球运动并打分。为此,用主动性或反射性刺激。如果一眼或两眼有异常,记1分。只有当强迫性眼球偏斜不能被头眼动作克服时,记2分。不要做冷热水试验。在失语或意识模糊的患者,建立目光接触,绕床走,是有帮助的。这一项是观察首次反应及不能训练原则的例外。如果患者不能主动凝视,头眼动作、眼球注视和追踪检查者的方法可用来提供更强的检查刺激。

3. 视野　可用辨认手指数或适度的视觉惊吓法(视威胁)检查视野上下象限。3分只用于任何原因导致的盲,包括皮质盲。2分只用于完全性偏盲。任何部分性视野缺损,包括象限盲,记1分。

4. 面瘫　让患者"龇牙""扬眉""紧闭双眼",失语或模糊的患者用伤害性刺激的反应评价。打分的一个有用办法是,任何明确的上运动神经元面瘫记2分。记0分时,必须功能完全正常。二者之间的状况,包括鼻唇沟变浅,打1分。严重昏睡或昏迷的患者,双侧瘫痪的患者,单侧下运动神经元面部无力的患者,记3分。

5. 上肢运动、下肢运动　可进行无力测试。当测上臂时,手心必须向下。大声数,让患者听到,直到肢体确实碰到床或其他支持物。只有无任何力量的患者记3分,除外肢体放在床上可以在命令下稍微活动者。如果你先测非偏瘫侧肢体,失语患者可能会理解你想测什么。不要同时测双侧肢体。当释放肢体时,注意开始时有无上下摇晃。只有在摇晃后有漂移者,记为异常。不要用语言训练患者。看着患者大声喊着计数,并用手指示意计数。释放肢体的瞬间开始计数(注意在一些录像中,检查者错误地在计数前延迟数秒)。当检查运动下肢时,患者必须仰卧位以使重力效应完全标准化。注意检查者不再被要求识别偏瘫的上肢或下肢。

6. 肢体共济失调　共济失调必须明确地与任何无力不成比例。用指鼻试验和跟膝胫试验,计数共济失调的肢体数目。最大为2个。如果肢体最初被检查者被动移动,失语患者经常正确完成检查。否则,无共济失调,这一项记0分。如果无力患者有轻微共济失调,你又不能确定其是否与无力不成比例,记0分。只有当共济失调表现出来时,才算阳性。

7. 感觉　不要测肢体末端，也就是手和足。因为可能会有无关的周围神经病。不要隔着衣服查。

8. 最佳语言　估计大多数检查者将根据问病史和前面各项中的信息打分。所附图片和命名卡片用于证实你的印象。做完正规测试后常会发现意外的困难。所以，每个患者必须用图片、命名卡片和句子来测试。只有完全哑或者昏迷患者记 3 分。轻微失语记 1 分。用所有提供的材料决定选 1 分还是 2 分。估计患者漏掉了超过 2/3 命名物体和句子或执行了非常少和简单的一步指令者，记 2 分。这一项是第一反应原则的例外。因为很多困难工具被用来测定语言。卒中量表每个打分都有大量缺损的例子，因为回答问题的变数很大。

9. 构音障碍　用附录词表测试所有患者。不要告诉患者你是在测试语言清晰度。经常能发现一个或多个单词的含糊。否则这些患者会被记为正常。0 只给予阅读所有单词都不含糊的患者。失语患者和不能读的患者的打分是根据其自发言语和让他们重复你大声读出的单词。2 分只给予任何有意义的方式都不能听懂的人或哑人。对于这个问题，正常语言记为 0，无反应患者记 2 分。

10. 忽视症　不同检查者差异很大。所有神经科医生测试忽视的方法稍有不同。所以，尽可能只检查视觉双侧同时刺激和皮肤刺激。如果一侧不能辨别两种形式，记 2 分。如果不能辨别一种，记 1 分。如果患者不会混淆，但有其他明确的忽视证据，记 1 分。

（四）注意事项

按表中的顺序检查卒中量表的项目。每个项目查完要记录结果。不要返回前面改变得分。遵循每一项检查的指导。得分要反映患者做了什么，而不是临床医生认为患者能做什么。医生要一边检查一边记录，快速评定。除非特别说明，患者不应被辅导（也就是，重复要求患者以使其表现更好）。

1. 最具重现性的反应都是第一反应。举例说，在意识水平提问项，让患者说出其年龄和当前的月份。患者最初回答错误，但后来纠正了，要记为错误反应。这一点是关键，因为我们没有办法规范旨在促进患者矫正初期错误反应的各种言语和非言语的线索。

2. 不容许在任何项目上对患者进行辅导，除非有特别说明。这与神经病学教学相矛盾，因为我们一般都对患者的最佳表现感兴趣。再次强调，规范化的辅导是不可能的，要观察重现性就必须避免辅导。

3. 有些项目只有绝对存在时才能打分。举例来说，偏瘫患者的共济失调记为"无"，因为检查时它并不一定绝对存在。虽然与有些医生的观点相悖，但这个项目必须这样打分，以避免歧义，并确保可重现性。

4. 最重要的是，记录患者所做的，而不是你认为患者可以做的，即使结果看起来矛盾。一个合格的检查者对患者的功能水平形成印象，但这种印象一定不能影响打分。除感觉项目外，打分应当包括以前的缺陷。

5. 患者的分数应当在检查后立即记录，最好每一个项目随着量表的检查而打分。这在基线检查是特别必要的。如果基线结果在患者接受治疗后记录，检查者可能会被患者的反应影响。

第三节 卒中加强监测技术

一、颅压监测与护理

（一）概念

颅压（intracranial pressure，ICP）是指颅腔内容物对颅腔壁所产生的压力。颅内容积增加的总和超过颅腔代偿容积（8%～10%）时，颅压超过 15mmHg（200mmHg）时，称为颅压增高。颅压增高是急性脑卒中的常见并发症，是脑卒中患者死亡的主要原因之一。颅压监测可在颅内高压造成中枢神经系统继发性损害之前即可发现颅压升高，从而早期进行治疗干预，因此对有颅内高压潜在威胁的患者实施颅压监测有很重要的意义。颅压监测分为有创与无创监测。

（二）临床监测

1. 症状评估

（1）头痛：程度，持续时间，是否伴随意识障碍、视力障碍和呕吐等。

（2）呕吐：喷射性呕吐。

（3）视乳头水肿：慢性颅压增高往往有典型的视乳头水肿表现。

（4）意识状态：观察患者应答，给予格拉斯哥评分。

（5）瞳孔：瞳孔大小，光反应情况。

（6）血压、脉搏和呼吸：是否出现库欣征（Cushing征），即心跳减慢、呼吸减慢和血压增高。

2.颅压监测（ICP） 动态观察脑室引流量、性质、液面波动情况。分为有创与无创两种方式。

（1）颅压异常波形：①A波为平台波，持续5～20分钟，压力可达52.5～105mmHg，是颅内严重疾病的表现，预后凶险；②B波是颅压较短时间的增加，常持续半分钟左右，压力波动在22.5～52.5mmHg，与呼吸及血压改变有关；③C波与不稳定的全身动脉压引起的颅压波动有关。

（2）颅压监测的分级（表2-8）。

表2-8　颅压分级

分级	颅压
正常	5～15mmHg
轻度增高	15～20mmHg（一般以20mmHg作为降颅压的临界值）
中度增高	21～40mmHg
重度增高	>40mmHg

（3）颅压监测流程见图2-1和图2-2。

（三）颅压监测的意义

1.颅内压力的临床意义：颅内压力（脑室内压）分级：<15mmHg属正常，15～20mmHg为轻度增高，20～40mmHg为中度增高，>40mmHg（5.33kPa）为重度增高。>40mmHg则会严重影响脑血流量的自身调节，使中枢神经系统缺血缺氧，严重者导致脑移位。通常将颅压>20mmHg的中度增高，作为临床需要采取降低颅压措施的临界值。

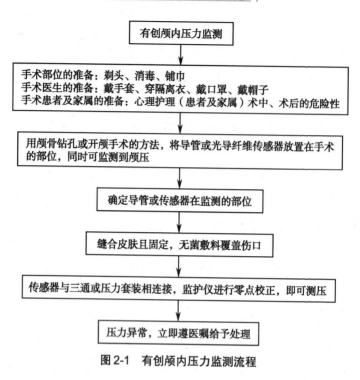

图 2-1 有创颅内压力监测流程

颅内发生病变的初期，由于自身生理调节功能很强，患者可无明显颅压增高的临床表现，但可通过监护及时发现压力的增高。如果颅内病变继续发展，超过了机体的代偿能力，就进入失代偿阶段。此时脑内容积即使少量增加，颅压就急剧上升。头高位时颅压数值降低，反之升高。一般的脉搏与呼吸运动的变化，不致明显影响颅内压力的波动，但在颅压增高的情况下，则多种因素均可导致颅压较大范围的波动，如躁动、咳嗽、排便等可引起短暂的颅压增高。这种升高需维持 1 分钟以上时才有病理意义。诱使颅压升高的其他因素有高碳酸

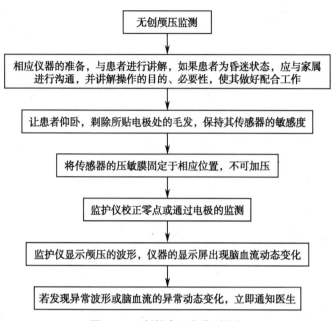

图2-2 无创颅内压力监测流程

血症、低氧血症、回心血量增加、机械通气及超过机体代偿能力的血压波动等。

2. 颅压监测在病情诊断、治疗、预后、护理的意义

（1）及早发现：有利于及早发现颅压增高。由于监测出的颅内压力增高常先于临床表现，颅压的高低与GCS和生命体征之间并无始终一致的相关性，因此单纯从临床表现推断颅内高压有时是靠不住的。

（2）指导临床：一般颅压<15mmHg时不用脱水药物，当颅压在15～20mmHg应开始抗颅压增高的各种治疗，如脑脊液引流、脱水药的应用、过度通气、应用巴比妥类药物等。

（3）判断预后：患者经治疗后颅压仍>40mmHg，预后不佳，在治疗过程中颅压不能降至20mmHg以下，或频繁出现异常波形时，病死率和病残率明显增高。

（4）指导护理实践：在护理颅内高压的患者时，要避免导致患者颅压急剧增高的诱发因素出现，如床头的高低不适、屈颈、翻身动作剧烈、呼吸道不畅、躁动、便秘、高热等。

（四）颅压监测中的护理

1. 严格无菌操作，预防颅内感染。置入传感器或导管、换药、留取脑脊液标本均应遵守无菌原则，患者枕上铺无菌小巾，每日更换。

2. 保持监测管路通畅，勿打折。

3. 注意安全防范，对躁动的患者应约束或给予镇静剂，防止光导纤维扭曲打折或传感器拔出。

4. 动态观察记录颅压。只有动态观察才能及时发现病情变化。注意随时调整及保持调零的位置，在外耳道的水平。美国神经外科护士协会建议传感器应置于耳尖和外眦的假想连线为零参照点的位置（调零限于外部充液换能系统，光导纤维及颅内压力换能系统不用）。

5. 观察有无并发症的出现，如感染、颅内出血、医源性颅压增高、脑实质损伤等。

（五）脑疝的预防与护理措施

1. 积极治疗原发病。

2. 稳定控制血压。

3. 高血压患者避免用力咳嗽、用力排便，应保持大便通畅。

4. 注意观察患者有无颅压增高早期症状出现。

5. 急救原则包括快速脱水降颅压，保持呼吸道通畅，给予冬眠、低温、镇静、脑室引流，必要时手术治疗。

6. 急救流程见图2-3。

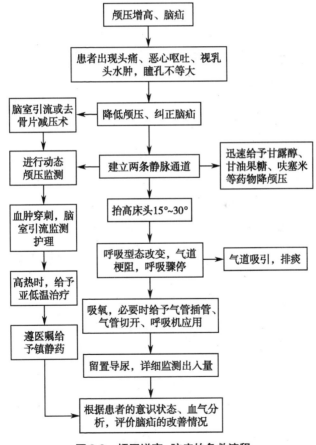

图2-3 颅压增高、脑疝的急救流程

二、癫痫的监测与护理

（一）概念

癫痫是由多种原因造成的脑神经元反复异常放电所致的短暂中枢神经系统功能失常为特征的慢性脑部疾病，具有突然发生、反复和短暂发作的特点。

（二）临床监测

1．有无诱因　发热、失眠、疲劳、饥饿、便秘、饮酒、停药、闪光、感情冲动和一过性代谢紊乱等都能激发发作。

2．观察发作的频次、性质　是部分性发作还是全面性发作，是否癫痫持续状态。

3．有无意外伤害　癫痫发作时，是否发生跌伤、碰伤、舌咬伤等。

4．特殊监测指标　有脑电图、脑地形图、视频脑电图、长时间脑电监测、颅内脑电记录技术等。其中视频脑电对临床帮助最大。

（三）护理

1．室外环境保持安静，门窗隔音。探视时应限制家属人数。

2．室内光线柔和、无刺激；地方宽敞、无障碍、床两侧有床档，有轮床四轮固定，危险物品远离患者。

3．定时正确评估。

4．使用防止意外发生的警示牌。

5．使用防护用具，外出戴安全帽，随身携带安全卡，床旁备特制牙垫。

6．癫痫发作急救流程见图 2-4。

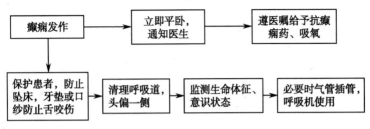

图 2-4 癫痫发作急救流程

7. 癫痫持续状态的抢救流程见图 2-5。

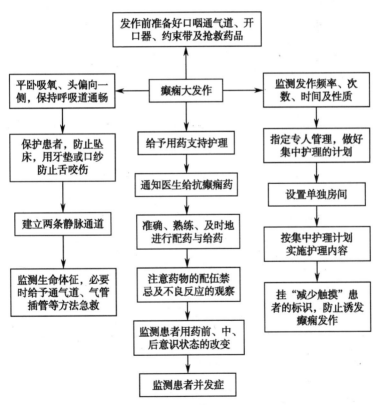

图 2-5 癫痫持续状态的抢救流程

三、肺部感染的监测与护理

（一）概念

肺部感染是指由细菌、病原微生物、理化因素、免疫损伤、过敏及药物所致的终末气道、肺泡和肺间质的炎症。

（二）临床监测

1．注意有无吸入性损伤，气管切开或插管，误吸、肺水肿、肺不张、休克、手术麻醉、创面侵袭性感染、化脓性血栓性静脉炎等。

2．注意有无呼吸困难，观察体温变化、咳嗽、痰量增多与痰液性状。

3．严重烧伤患者，胸部多有烧伤，较难获得准确的胸部体征。因此，应注意仔细检查，有无呼吸变化及啰音等。

4．为明确感染细菌，应定期作痰培养加药敏。

（1）采集时间以清晨的痰为好。

（2）留取痰标本为减少口腔常居菌的污染，应先漱口再从气管深部咳出痰液（非唾液）吐入无菌容器内。

（3）检查结核分枝杆菌时，为提高阳性率应收集 24 小时痰液。

5．多数肺部感染的确诊有赖于 X 线检查。应常规行胸部摄片，以后定期复查。肺炎的 X 线表现可分为小病灶性、大病灶性和大叶性三种，小病灶性肺炎最常见。

（三）护理

1．清除原发病灶。加强气道管理，保持呼吸道通畅，促进痰液排出，如有效吸痰，超声雾化。

2．根据痰培养或血中的细菌检查结果，一般应静脉给药,也可同时雾化吸入抗生素。

3. 卧床患者给予床上肢体被动运动、定时翻身、叩背、咳嗽锻炼,鼓励清醒患者充分深呼吸,以伸展肺的不活动部分。

4. 维持肺内残气量,保证充分氧合,病情允许情况下给予床头抬高30°以上。

5. 正确喂养,预防误吸及相关性肺炎的发生。

6. 做好有关器具的消毒,如氧气湿化瓶、超声雾化器等。

7. 护理人员注意手的消毒。

8. 使用振动排痰仪辅助排痰(图2-6)。

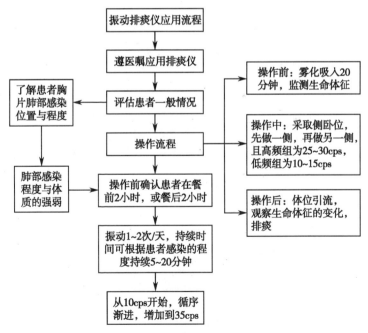

图2-6 振动排痰仪应用流程

9. 长期卧床患者合理给予体位引流，根据需治疗的病变部位选择适合的体位，图 2-7～图 2-10 中 X 代表病变部位，体位引流操作流程见图 2-11。

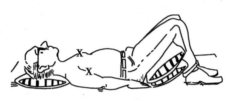

图 2-7　仰卧位

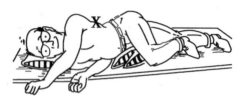

图 2-8　右侧卧位

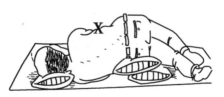

图 2-9　左侧卧位

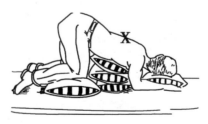

图 2-10　后侧部

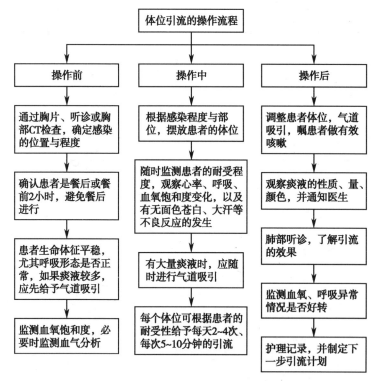

图2-11 体位引流操作流程

10.肺部感染严重患者给予胸肺部综合物理治疗
（图2-12）。

（四）机械通气技术

呼吸机的应用是神经科患者给予生命支持的重要环
节，操作技术的水平，直接影响到患者治疗的效果。因
此护理中要做到呼吸机的使用与管理，减少操作不当引
起患者的负面影响。

神经科患者中，应用呼吸机较多的一般为颅脑外伤
以及术后与神经肌肉疾病导致呼吸衰竭的患者。因中枢

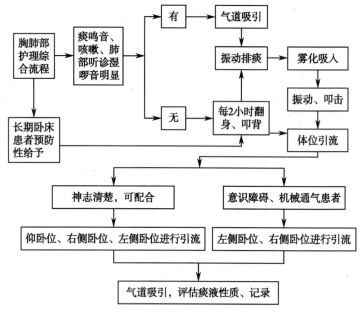

图 2-12 胸肺部综合护理流程

神经系统抑制和代谢性碱中毒，是引起通气驱动下降的最常见的原因。属于呼吸肌泵衰竭，是神经肌肉活动能力降低和呼吸肌泵负荷增加所致，其常见原因有神经损伤、中枢代谢性脑病或药物、营养不良等。因此针对患者机械通气时，不但要保证通气与肺充分膨胀，还要加强呼吸机操作技术水平的提高。

1. 目的

（1）纠正低氧血症。

（2）纠正急性呼吸性酸中毒。

（3）缓解呼吸窘迫。

（4）防止和改善肺不张。

（5）防止和改善呼吸肌疲劳。

（6）保证镇静剂与肌松剂使用的安全性。

（7）减少全身和心肌氧耗。

（8）通过控制性的过度通气，降低颅压。

（9）促进胸壁的稳定。

2．适应证

（1）由于呼吸停止或通气不足所致的急性缺氧和二氧化碳气体交换障碍。

（2）严重低氧血症。

（3）暂时过度通气，以降低颅压，或在严重代谢性酸中毒时增加呼吸代偿。

（4）在某些神经、肌肉疾病中，由于肺活量受限，无法产生有效自主呼吸，可应用机械呼吸，增加通气，以避免肺不张和分泌物滞留。

3．禁忌证　随着技术的进步，目前似乎不存在绝对的禁忌证，只是在某些特殊情况下须先行必要的处理才进行呼吸机的治疗，或者采用特殊的机械通气方式，可视为相对禁忌证。

（1）已发生气压伤，如气胸、血气胸、纵隔气肿的患者，应用正压通气后，可导致张力性气胸而危及生命。但是，如果先给予安放胸腔引流管，则可照常进行。

（2）患肺大疱或多次发生自发性气胸患者。

（3）大咯血或重症播散性结核患者。

（4）低血流量和休克的患者。

（5）急性心肌梗死时因增加心脏负荷不宜使用呼吸机。

4．操作准备

（1）患者的准备：①针对有禁忌证的患者应给予处

理后，再进行呼吸机的应用，以防发生意外；②建立合理和必要的人工气道；③对意识清楚患者，一定要做好解释工作，以减轻心理负担，取得较好配合。

（2）使用前的准备

1）呼吸机组成主要由四部分构成气源部分：①中心压缩空气、氧气；②主机部分：由氧气管道、压缩空气管道、电源线、支架等组成；③湿化和雾化装置：由加温加湿器、过滤纸、灭菌注射用水、雾化管道等组成；④外部管道：包括与患者连接的气管插管或面罩、螺纹管、集水瓶等。

2）使用前：①检查呼吸机是否处于备用状态；②安装并检查呼吸机各个部件，包括外管路、气源、湿化与雾化加水、调节温湿程度与支架的角度和长度；③接通电源并打开空气压缩机、氧气、主机等装置。

5．操作流程（图2-13）

（1）将备用状态的呼吸机推置到患者床旁，连接好主机、中心压缩空气、氧气、湿化及雾化器、呼吸机外管路、管路支架的固定等连接装置。

（2）呼吸机管道按照送气、呼气的顺序连接好后，放于呼吸机的支架上，检查湿化罐的水位。

（3）再次使用前进行检查的内容：安装是否正确，电源是否连接，气源是否连接；校对流量传感器与氧电池；呼吸机管路的连接是否正确、有无漏气；呼吸机送气是否正常。

（4）打开机器电源、湿化器开关。

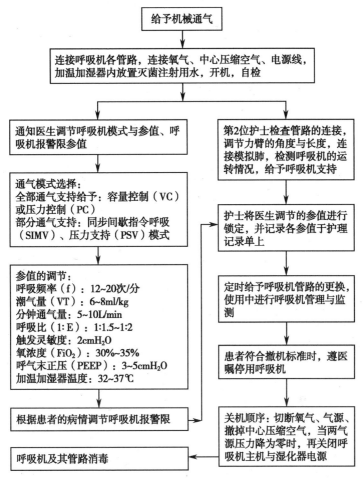

图 2-13　呼吸机操作流程

（5）根据患者疾病选择通气的模式和参数的调节。

1）神经科常用呼吸机模式为：①A/C（辅助／控制呼吸），适用于无自主呼吸或自主呼吸弱的患者；②SIMV（同步间歇指令通气），适用于自主呼吸通气量不足的患者或撤机前给予的模式；③CPAP（持续气道正压通气），适用于辅助患者自主呼吸，改善低氧血症；④CPAP+PSV（双水平气道正压通气），同CPAP。

2）呼吸机参值的设定：①首先选择成人/儿童模式；②预设潮气量（Vt）为6~8ml/kg；③预设呼吸频率12~20次/分，分钟通气量5~10L；④设置吸/呼比1:1.5~1:2，吸气峰压30cmH$_2$O；⑤吸氧浓度的设定为30%~60%；⑥根据患者的需要设定PEEP，常规可给予1~5cmH$_2$O以防止肺泡萎缩；如FiO$_2$>60%仍不能维持PaO$_2$在正常范围，可将PEEP调至5~15cmH$_2$O；⑦设定报警参值。

（6）接模拟肺，试验呼吸机运行情况，检查气道有无漏气。

（7）呼吸机运行良好的状态下，可连接患者，并根据患者机械通气的一般状况、生命体征、肺功能、循环功能、气体交换等指标进行动态监测，防止并发症的发生。

（8）听诊双肺呼吸音，检查通气效果。给予机械通气后，可根据患者的情况给予血气分析的检查。

（9）撤机后，应先关闭氧气气源，再关闭空气压缩机电源，待两种气源压力降为零时，在关闭主机电源与湿化器电源。撤下的管路与湿化器一同进行消毒。

6.注意事项

（1）呼吸机使用过程中，应注意观察集水瓶是否应始终放置在外管路的最低处，并随时倾倒冷凝水，避免其返流入机器或患者的气道内，引起感染与误吸。

（2）随时添加湿化罐内的蒸馏水，使之保持在所需刻度处。

（3）每班要观察患者吸入气的温度，应保持在 32～36℃，避免温度过高，烫伤或灼伤患者呼吸道黏膜，温度高低，影响患者呼吸道的湿化作用。

（4）调节呼吸机管路、协助患者更换卧位及更换呼吸机管路时，注意保护外管道，防止牵拉导管，以防管道脱出。

（5）每日要冲洗压缩机与呼吸机上的过滤网。

（6）每周更换呼吸机外管路 1 次，更换时注意湿化罐的消毒与过滤纸的更换。

（7）呼吸机工作 1000 小时，应进行全面的检修与维护，保证仪器使用寿命的延长。

7．监测要点

（1）一般情况观察：包括生命体征、神志、意识、皮肤、黏膜的色泽、温度、湿度等，胸廓扩张程度、呼吸音的改变，动脉血气分析，血生化、电解质监测，血流动力学监测等。

（2）特殊体征识别：如吸气时颈肌收缩明显，提示呼吸用力，呼吸功耗过大；呼气时腹肌张力增加，提示膈肌反向运动、呼吸肌疲劳；呼吸节律不规则及短暂停顿，提示呼吸中枢的受累。

（3）呼吸机通气状态的监测：定时检查呼吸机设定的参数和工作状态，同时应严密监测患者实际通气状态。

（4）呼吸机报警常见原因：患者气道或全身状况的改变，如气管痉挛、痰栓阻塞、肺不张等；呼吸机或气道管路故障，如呼吸机管路漏气、导管位置不当等；呼吸机参数设定不当,如流量设定过高或过低、灵敏度设置不当等。

四、深静脉血栓的监测与护理

(一)概念

下肢深静脉血栓是常见的周围血管疾病,其导致的静脉瓣膜功能不全及并发的肺栓塞对患者劳动力及生命安全构成了极大威胁。形成深静脉血栓的主要因素为静脉血流滞缓、静脉壁损伤和血液高凝状态。

(二)临床监测

1. 观察有无一侧肢体突然肿胀(用卷尺精确测量,并与健侧肢体对照)。

2. 观察有无局部疼痛,行走时加剧情况。

3. 观察有无 Homans 阳性。将足向背侧急剧弯曲时,可引起小腿肌肉深部疼痛,提示阳性。只是由于腓肠肌及比目鱼肌被动伸长时,刺激小腿血栓静脉而引起。

4. 有无浅静脉曲张,这是由于深静脉阻塞引起浅静脉压升高。

5. 观察有无呼吸困难、急促、发绀、胸痛、咳喘、咯血、心率加快等肺栓塞的表现。

6. 高危疑似诊断肺栓塞的诊断流程见图 2-14。

7. 注意事项

(1)病危患者只能床旁做诊断检查,可以不考虑立即行 CT 检查。

(2)经食管超声心动图对相当部分的右心室负荷过重的肺栓塞患者可以检测到肺动脉血栓,CT 可以最终确诊。

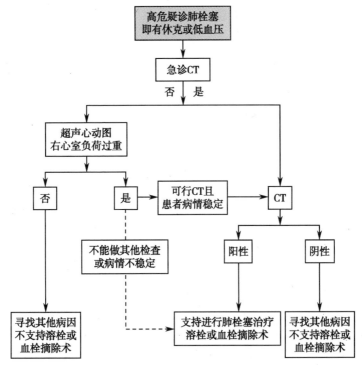

图 2-14 高危疑似诊断肺栓塞诊断流程

（三）护理

1. 预防措施

（1）卧床患者每1~2小时变换一次体位，不要在小腿下及膝下垫枕，以免影响小腿深静脉血回流。

（2）卧床期间定时做下肢的主动或被动运动，鼓励患者做深呼吸及咳嗽动作。

（3）若病情允许，尽量早期下床活动，必要时可穿医用弹力袜或使用间歇式充气治疗仪，从而增加静脉回流，减少血液淤滞。

（4）静脉给药避免同一部位、同一静脉反复穿刺，尽量不使用下肢静脉输液。

（5）叮嘱患者如感到下肢沉重、胀痛时，应警惕有深静脉血栓形成的可能，不可盲目活动。

2.护理措施

（1）抬高患肢：急性期卧床休息并抬高患肢 30°，以利静脉回流，减轻水肿。

（2）患肢制动：严禁局部推拿、按摩，不要过早下床活动。

（3）溶栓治疗：急性期或并发肺栓塞，发病 1 周内的患者，可用纤维蛋白溶解剂治疗。溶栓时采用患肢远端浅表静脉给药，静脉穿刺成功后，抬高患肢 15°～30°，以利于药物向心回流。

（4）置入下腔静脉滤器及溶栓前后护理

1）下腔静脉滤器置入适用于下肢深静脉血栓形成使用抗凝有禁忌者，合并妊娠、心房颤动等，反复出现的由于下肢深静脉血栓形成造成的肺栓塞，大范围的下肢深静脉血栓，使用抗凝溶栓无效者。

2）此方法被认为可有效防止下肢深静脉血栓形成致死性肺栓塞的发生。

3）术前准备：评估患者全身情况，如检查血常规、肝肾功能、出凝血时间、凝血酶原时间及下肢静脉血管彩超等；术前双侧腹股沟区常规备皮、做药物过敏试验、指导患者练习呼吸，达到能屏气 20～30 秒（术中造影时需屏气）；练习床上排尿、排便（术后置管溶栓患者需卧床制动 3～5 日）；手术当天可少量进流食，需避免致腹胀食物如豆制品、糖等；进手术室前注意排便。

4）术后护理，病情观察：术后安置患者于监护病房，监测患者心率、血压、呼吸、血氧饱和度等。密切观察有无肺栓塞发生，尤其是溶栓过程中重点观察有无咳嗽、咯血、呼吸困难、胸闷、胸痛等症状。

5）肢体观察：术后患者平卧 24 小时，抬高患肢，术侧肢体制动，保持伸直位 12 小时以上。每日测双下肢皮温及周径，观察肌张力、肢体皮肤颜色、温度、血供、感觉及动脉搏动等情况。患肢置管部位屈膝屈髋活动不宜超过 20°～30°，可用气压泵间断按压足部及小腿部肌肉，促进静脉回流。

6）穿刺部位护理：穿刺部位拔出鞘管后用敷料覆盖固定并沙袋加压，6 小时后取下沙袋，24 小时后拆除绷带并局部消毒，更换敷料，保持清洁干燥，防止创口感染。持续小剂量溶栓时，防止鞘管脱落。溶栓治疗出血发生率 5%～7%，病死率约 1%。做好出血及皮下血肿等并发症的观察及护理。一旦发现皮肤及皮下黏膜出血、鼻出血、血尿、便血和咯血等现象，立即告知医生，调整治疗方案。尽量避免各种注射操作，注射后局部压迫 5～10 分钟。暂停溶栓治疗后，可改为口服华法林抗凝治疗，继续监测凝血改变，注意出血风险。患者下床活动时需着弹力袜，辅助静脉血液回流，有研究证明其可降低术后血栓发生率。

五、营养状态的评估和肠内营养支持技术

评价患者的营养状态，判断是否存在营养不良及其程度，计算各种营养素的需要量，是制定营养治疗计划

的依据,也是监测营养治疗效果的指标。

(一)营养评定

1.饮食评估　了解患者进食时间的长短和规律性,摄入食物的种类和制作方式,摄入量等。

2.身体评估

(1)观察患者的体形(消瘦、肥胖、健壮等)、面色、皮肤、头发的光泽、指甲、牙齿等,这些方面可在一定程度上反映患者的营养状况。

(2)测身高、体重:计算体重指数(BMI)(表2-9)。

表2-9　体重指数(BMI)的测定

计算公式	结果判断
BMI(kg/m^2)=体重(kg)/身高^2(m^2)	混合营养不良Ⅰ级,BMI值为17.0~18.4kg/m^2
	混合营养不良Ⅱ级,BMI值为16.0~16.9kg/m^2
	混合营养不良Ⅲ级,BMI值<16kg/m^2

(3)皮肤皱褶厚度:又称皮下脂肪厚度。最常测量三头肌(表2-10)。

表2-10　皮褶厚度测量法

测量方法	结果判定
1.三头肌皮褶厚度(TSF)测定:上臂自然下垂,取上臂肩胛骨喙突至尺骨鹰嘴中点上方2cm处,测定者以左手拇指与示指将皮肤连同皮下脂肪捏起成皱褶,捏起处两边皮肤对称,用压力为10g/mm^{2}的皮褶厚度计测定	正常男性为8.3mm,女性为15.3mm
	正常为实测值大于正常值的90%
	轻度亏损为80%~90%
	中度亏损为60%~80%
	重度亏损<60%
2.肩胛下皮褶厚度测定:上臂自然下垂,取肩胛骨下角约2cm处,测定方法同上	正常男性为10~40mm
	正常女性为20~50mm
	消瘦为男性<10mm,女性<20mm

（4）上臂围、上臂肌围测定见表2-11。

表2-11　上臂肌周径测定

测量方法	结果判定
计算公式： AMC（cm）＝AC（cm）－TSF（cm） ×3.14 AMC 为上臂肌围 测量上臂围（AC）：上臂自然下垂，取上臂中点，用软尺测量 TSF 测量方法见表2-10	理想值男性为24.8cm，女性为21.0cm 正常为实测值大于理想值的90% 轻度营养不良为理想值的80%～90% 中度营养不良为理想值的60%～80% 重度营养不良小于理想值的60%

3．生化评估　生化测量最能客观地反映人的营养状态，测量血、尿中某些营养素或其他代谢产物的含量。如血糖测定、血红蛋白测定、血清蛋白测定等（表2-12）。

表2-12　血清蛋白的测定

血清蛋白	正常值	半衰期	临床意义
白蛋白	35～50g/L	18～20天	反映严重、长久的内脏蛋白缺乏
转铁蛋白	2.6～4.3g/L	8～9天	反映短期内脏蛋白缺乏
前白蛋白	0.2～0.4g/L	2～3天	反映1周内饥饿
视黄醇结合蛋白	（0.372±0.007）g/L	12小时	反映1周内饥饿
纤维结合蛋白	（1.82±0.16）g/L	4～24小时	反映1周内饥饿

4．体液状态的评估

（1）患者液体出入量的评估：准确计算出入量，评估其是否平衡。

（2）对影响体液疾病的评估：有无肝肾疾患、妊娠等（引起体液过多）；有无尿崩症、糖尿病（排尿过多）；有无腹泻、呕吐、大汗、高热、烧伤、出血等（体液丢失过多）；有无胃肠道梗阻等（摄入不足）。

（3）心理社会因素的评估：有无影响水摄入的情绪等因素。

（4）一般检查：评估患者皮肤、黏膜、眼窝等有无水肿或干燥；测量生命体征、体重；评估颈静脉充盈度等。

（5）实验室检查：测尿量、色、比重、血细胞比容、血清钠等。

5. 综合营养代谢指标评定　单项营养代谢指标测定和评价具有一定的局限性，有学者开始研究综合评定方法，并以此预测预后。在综合营养代谢评定中，住院预后指数（hospital prognostic index，HPI）的病种应用广泛，方法简单，预测价值高（表2-13）。

表2-13　住院患者预后指数（HPI）测定

测量方法	结果判定
计算公式： HPI=0.92（ALB）-1.00（DH）-1.44（SEP）+0.98（DX）-1.09 ALB为血清白蛋白 延迟超敏皮肤试验（DH），1种或多种试验阳性，DH=1；所有试验均阳性，DH=2 败血症（SEP），有败血症，SEP=1；无败血症SEP=2 癌症（DX），有癌症，DX=1；无癌症，DX=2	HPI为+1，存在75%的生存概率 HPI为0，存在50%的生存概率 HPI为-1，存在10%的生存概率

（二）营养支持

脑卒中患者如果存在意识障碍、颅压增高、延髓麻痹、急性应激性胃黏膜病变、并发感染一级呼吸机治疗等,常常使营养代谢功能发生变化。卒中后营养不良发生率为 6.1%～62%,是导致卒中后不良结局的重要原因。文献报道营养状态与卒中患者的长期临床结局相关,为避免患者出现营养不良,应早期对营养代谢功能进行监测,早期予以合理的支持与干预。

1.营养支持方法的选择 根据患者的具体情况和支持时间的长短进行综合考虑。肠内营养与肠外营养间应优先选择肠内营养;周围静脉和经中心静脉营养相比应优先选择周围静脉。

2.肠内营养输注管道选择

(1)短期(4 周)肠内营养患者首选鼻胃管喂养(A级推荐)。

(2)不耐受鼻胃管喂养或有反流和误吸高风险患者选择鼻肠管喂养(B级推荐)。

(3)长期(大于 4 周)肠内营养患者在有条件的情况下,选择经皮内镜下胃造口(PEG)喂养(A级推荐)。

3.肠内营养输注方式的选择

(1)床位:床头持续抬高>30°(C级推荐)。

(2)容量:从少到多,即首日 500ml,尽早(2～5 日内)达到全量(D级推荐)。

(3)速度:从慢到快,即首日肠内营养输注 20～50ml/h,次日 80～100ml/h,12～24 小时内输注完毕(D级推荐)。有条件情况下,可用营养输注泵控制输注速度(A级推荐)。

(4)管道管理:每 4 小时用 20～30ml 温水冲洗管道一次,每次中断输注或给药前后用 20～30ml 温水冲洗管道（A 级推荐）。

4. 肠内营养支持的监测

（1）体重：每月测量体重 1 次（D 级推荐）。

（2）血糖：对血糖增高患者应根据血糖变化，调整营养制剂输注速度以及胰岛素输注剂量（A 级推荐）。胰岛素输注初始每 1～2 小时检测血糖 1 次，血糖稳定后每 4 小时检测血糖 1 次（D 级推荐）。血糖正常患者，每周检测血糖 1～3 次（D 级推荐）。急性脑卒中患者血糖控制目标<10mmol/L（D 级推荐）。危重症患者血糖控制目标≤8.3mmol/L，注意避免低血糖发生（D 级推荐）。

（3）血脂：危重症患者每周检测血脂 1 次。缺血性卒中和 TIA 患者血脂增高时，强化他汀类调脂药物治疗（A 级推荐），药物治疗后 2 周复查。

（4）血清蛋白：血清蛋白正常患者每周至少检测 1 次（B 级推荐），特别注意前白蛋白的变化（B 级推荐）。血清白蛋白<25g/L 时，可输注人血白蛋白（B 级推荐）。

（5）液体出入量：每天记录液体出入量 1 次（A 级推荐）。

（6）血清电解质和肾功能：正常患者每周检测 1～3 次，异常患者至少每天检测 1 次（D 级推荐）。

（7）消化道症状：每 4 小时记录恶心、呕吐、腹胀、腹泻、呕血、便血等症状体征 1 次（D 级推荐）。

（8）喂养管深度：每 4 小时检查鼻胃管深度 1 次，正常情况下，从鼻尖到耳垂，再从耳垂到剑突的距离为 44～55cm（D 级推荐）。

（9）胃残留液：每 4 小时抽吸胃残留液 1 次，观察总量、颜色和性状,疑为消化道出血时即刻送检(D 级推荐)。

5. 鼻饲喂养预防误吸的护理

(1)进行鼻饲前检查评估胃管的深度、潴留量。

(2)鼻饲卧位:平卧、床头角度过低会增加反流物流入呼吸道的机会。还与患者病情加重,导致颅压升高、呕吐有关。有文献报道,床头角度≥30°的半卧位是减少反流的最佳体位。

(3)胃肠功能衰竭,胃内容物潴留量大,鼻饲易引起反流误吸。黄东健等人提出 GCS 评分<4 分处于濒死状态,胃肠功能衰竭的颅脑损伤患者是不能耐受鼻饲营养的,所以,当胃内容物潴留量大,超过 100～150ml 应停止鼻饲,或者腹部听诊无肠鸣音时应停止鼻饲,以防反流。

(4)吸痰诱发的呕吐:在鼻饲前进行翻身、叩背、吸痰,清理呼吸道后再进行鼻饲,以避免鼻饲过程中吸痰诱发患者呕吐发生。每次吸痰后认真观察口咽部情况,牙关紧闭者吸痰后更应注意观察,用开口器协助。另外,观察吸出的分泌物有无胃内容物,若有应及时吸出,并将床头角度升高,增强食物在消化道的正常运行方向。

(5)鼻饲管路固定:胃管的固定不牢、意外脱出,增加误吸的机会。临床上胃管脱出是常见的问题,因此,护理人员应对鼻饲的患者进行随时评估,对于躁动不配合的适时给予约束,用黏性好的胶布固定胃管。翻身时防止拉扯脱落,管路脱出后要评估患者是否出现咳嗽、呕吐,吸净口鼻腔物质,再更换管路重新鼻饲。

(6)鼻饲胃管盘入口腔:意识不清或神经功能障碍的患者,存在吞咽障碍,有时因咳嗽、呕吐、呃逆等反应,胃管卷曲,胃管末端进入食管灌注食物也引起误吸,因此护士在鼻饲前要检查胃管的位置,确定管端位置再鼻饲。

(7)鼻饲速度:营养液输注的速度和容量明显影响胃内压力,输注过快易产生误吸,每日鼻饲的量过多易产生呕吐误吸。因此临床应掌握鼻饲量及速度,使用匀速重力滴入或营养泵泵入。

6. 误吸发生后的急救及护理

(1)误吸急救流程见图2-15。

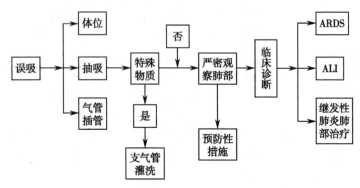

图 2-15　误吸急救流程

(2)误吸后的病情观察:①监测心率、呼吸、血氧饱和度、呼吸机模式等,均正常;②监测患者咳嗽咳痰、痰液分级及听诊肺部啰音情况,应用抗生素及加强胸部护理后患者痰量渐少;痰液由Ⅱ度黏痰渐转为Ⅰ度黏痰;双肺呼吸音渐清;③腹胀及大便的观察。

(3)吸入性肺炎的胸部护理:①体位引流;②叩背机

叩背与人工叩背交替叩背排痰;③雾化吸入(遵医嘱)。

(4)误吸后的鼻饲喂养:①改用鼻肠管鼻饲;②遵医嘱应用甲氧氯普胺、红霉素等胃动力药物;③改为持续营养泵输注的鼻饲喂养方法,并通过每次检测到的胃内残留量,根据医嘱调整肠内营养液的量及速度。

(5)遵医嘱按时给予抗生素治疗。

7.鼻饲肠内营养支持其他并发症及护理

(1)呕吐(图2-16)和腹胀:减慢输注速度和(或)减少输注总量,同时寻找原因和对症处理,仍不缓解时改为肠外营养(D级推荐)。

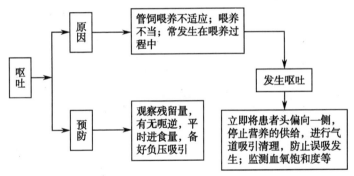

图2-16　呕吐的预防与处理流程

(2)腹泻(稀便多于每天3次或稀便大于每天200g):减慢输注速度和(或)减少输注总量,予以等渗营养配方,严格无菌操作(D级推荐),注意抗菌药物相关腹泻的诊断、鉴别诊断和治疗(B级推荐)。

(3)便秘(0次/3天):加强补充水分,选用含有不可溶性膳食纤维营养配方,必要时予以通便药物、低压灌肠或其他排便措施(D级推荐)。

（4）上消化道出血（隐性试验证实）：临床加用质子泵抑制剂。血性胃内容物<100ml 时，继续全量全速或全量减速（20～50ml/h）喂养，每天检测胃液隐血试验 1 次，直至 2 次正常；血性胃内容物>100ml 时，暂停喂养，必要时改为肠外营养（D 级推荐）。

（5）胃肠动力不全：胃残留液>100ml 时，加用甲氧氯普胺、红霉素等胃动力药物（C 级推荐）或暂停喂养（D级推荐）。超过 24 小时仍不能改善时，改为鼻肠管或肠外营养（D 级推荐）。

以上并发症中腹泻是肠内营养支持过程中最常见的并发症，包括渗出性腹泻、渗透性腹泻、分泌性腹泻、动力性腹泻和吸收不良性腹泻。此外，抗感染治疗过程中应特别注意抗生素相关腹泻，其常常与上述类型腹泻混淆或并存。胃肠动力不全的误吸风险很高。

（6）堵管及脱管的预防及护理流程见图 2-17 和图 2-18。

8. 经皮内镜胃造瘘术（PEG）行肠内营养　PEG 适用于各种原因引起长期吞咽或进食困难而胃肠功能正常

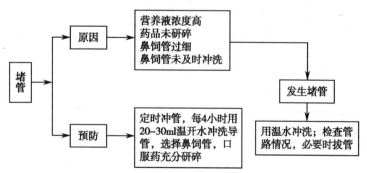

图 2-17　堵管的预防与护理流程

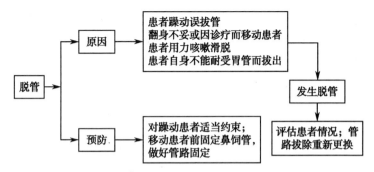

图 2-18 脱管的预防与护理流程

者进行肠内营养,护理如下:

(1)术前护理:①告之术中可能出现恶心、腹痛、腹胀等不适,可以通过深呼吸缓解,向其介绍配合医生置管的方法,以消除其紧张、恐惧心理;②术前禁食 8～12 小时,可给予镇静剂地西泮或哌替啶;③有活动性义齿患者,术前由护士取下并妥善保管。置管前 1 小时遵医嘱给予抗生素静脉滴注。

(2)置管后护理

1)PEG 喂饲护理:术后 24 小时开始从造瘘口注入 50ml 生理盐水,4 小时后再注入 50ml,如无不适,可给营养液,从 100ml 到 300ml,由低浓度到高浓度,由慢到快。每次最大灌注量为 300ml,其中营养液 250ml,生理盐水或温开水 50ml,每 4～6 小时 1 次。

2)PEG 管周围皮肤护理:定时观察造瘘口周围的情况,注意有无红、肿、热、痛以及胃内容物渗漏,保持造瘘口周围皮肤清洁、干燥,防止感染。每日用 2% 碘伏消毒造瘘口 2 次,无菌纱布遮盖胶布固定。

3)PEG 导管的护理:①妥善固定,严防导管脱落,向患者和家属说明保护导管的重要性；②保持导管通畅，每次灌注营养液后用温开水冲洗导管，如需喂饲药物，必须充分捣碎溶解后方可注入，并用温开水冲洗导管。

4）出院指导：指导家属和神志清醒患者掌握 PEG 导管的使用和护理方法，嘱其根据造瘘管的情况，6～12 个月到医院更换新的导管。

第四节 卒中单元标准化护理程序

脑卒中患者由于病变部位和疾病程度的不同，都会不同程度地出现运动功能、感觉功能、语言功能、吞咽功能、排泄功能、生活自理能力等方面的损害、障碍或缺陷，本节分别从 12 个方面介绍卒中单元的护理程序，以提高护理服务质量，保障护理服务安全。

一、短暂性脑缺血发作的护理

（一）评估内容

评估短暂性脑缺血发作（TIA）患者是否存在神经科常见症状体征，TIA 发作症状及其他伴随症状。

（二）临床观察

由于短暂性脑缺血反复发作的临床特点，因此要观察其发作原因、频次、规律及发作时的临床症状。有无肢体抽搐、大小便失禁等，并观察瞳孔变化。

（三）护理措施

1. 入院时，测量生命体征，进行身体和神经系统的评估及健康资料的收集。根据病情遵医嘱及时给予各种仪器设备的使用及监测。

2.住院期间了解发病原因,高血压者控制血压,做好心理护理,避免情绪激动及焦虑。

3.发作期间应卧床休息,头取自然位置,避免左右转动或过伸、过屈,因急剧的头部转动和颈部伸屈,可改变脑血流量而发生头晕和不稳感,发作期过后应适当休息。如有心脏功能障碍者,应绝对卧床休息。发作期间应记录发作时间,遵医嘱观察心率、脉搏、血压的变化并记录护理记录单。

4.遵医嘱给予治疗饮食,养成良好的饮食习惯,多吃低脂、低盐、易消化、富含维生素的食物。根据患者情况适时给予相关健康教育。介入治疗患者护理参见本章第五节。

5.应用抗血小板凝集剂,如服用阿司匹林药物治疗的患者,久服可引起恶心、呕吐、皮疹及消化道溃疡和出血,需注意观察,发现异常情况应及时通知医生处理。

6.出院时,告知患者出现症状时及时就诊。做好出院前的指导工作。

（四）短暂性脑缺血发作急救流程（图 2-19）

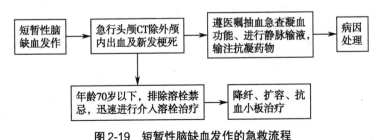

图 2-19　短暂性脑缺血发作的急救流程

二、缺血性脑卒中的护理

（一）评估内容

评估患者起病情况，病因及危险因素，生活方式及饮食习惯，心理 - 社会状况，生命体征，意识与精神状态。

（二）临床观察

密切观察患者意识、瞳孔、生命体征变化；有无头痛、恶心、喷射样呕吐；肢体瘫痪、失语等神经功能缺失是否进行性加重。

（三）护理措施

1. 入院时，测量生命体征，进行身体和神经系统的评估及健康资料的收集。根据病情遵医嘱及时给予各种仪器设备的使用及监测。

2. 住院期间，急性期嘱患者卧床休息，加强皮肤、口腔、呼吸道及排便的护理，预防各种并发症。

3. 注意监测体温、脉搏、呼吸、血压、意识、肢体活动情况，观察有无咳嗽、腹痛、肢体痛等新的栓塞表现，如发现异常，及时通知医生处理。呼吸困难者遵医嘱给予氧气吸入。

4. 空气栓塞者取头低脚高位，并向左侧卧，以免更多的空气栓子到达脑部和左心室。如有烦躁不安或抽搐者应遵医嘱给予镇静剂，并适当约束。

5. 注意水、电解质平衡，起病 24～48 小时仍不能自行进食者，可鼻饲饮食，轻度麻痹者，尽量让患者由口进食，但避免误吸导致吸入性肺炎。原发病为心脏病合并心力衰竭时给予低盐饮食。遵医嘱执行治疗，并给予治疗饮食。

6. 注意口腔卫生，生活不能自理者协助漱口。鼻饲患者口腔护理每日两次，及时清理口腔分泌物，保持口腔清洁。

7. 瘫痪患者可使用体位垫、软枕等辅助用具，遵照摆放原则，适时摆放良肢位。肢体功能康复训练应在病情稳定后尽早进行，循序渐进。

8. 根据患者情况适时给予相关健康教育。介入治疗患者护理参见本章第五节。

9. 出院时，告知患者出现症状时及时就诊。做好出院前的指导工作。

（四）脑梗死的急救流程（图 2-20）

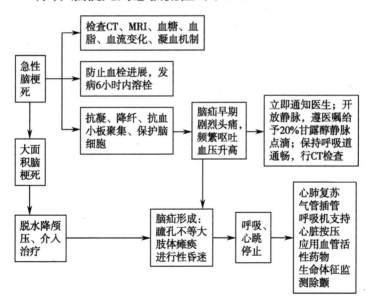

图 2-20　脑梗死的急救流程·

附：急性缺血性卒中（脑梗死、TIA）临床护理路径表

患者姓名：_____ 性别：_____ 年龄：_____

门诊号：_____ 住院号：_____

住院日期：____年___月___日 出院日期：____年___月___日

时间	住院第1天	住院第2天	住院第3天
主要护理工作	动脉溶栓 是□ 否□	留取血标本 是□ 否□	晨间护理 是□ 否□
	静脉溶栓 是□ 否□	留取尿标本 是□ 否□	晚间护理 是□ 否□
	安置病床通知医生 是□ 否□	留取痰标本 是□ 否□	皮肤护理 是□ 否□
	入院时间	晨间护理 是□ 否□	进食指导 是□ 否□
	入院介绍 是□ 否□	晚间护理 是□ 否□	药物指导 是□ 否□
	责任护士介绍 是□ 否□	皮肤护理 是□ 否□	夹闭尿管 是□ 否□
	病房环境介绍 是□ 否□	进食指导 是□ 否□	呛咳评定 是□ 否□
	神志清楚 是□ 否□	药物指导 是□ 否□	良肢位摆放 是□ 否□
	留置尿管 是□ 否□	动脉溶栓 拆除绷带时间____	床上活动指导 是□ 否□
	留置胃管 是□ 否□	伤口描述_____	患肢功能锻炼 是□ 否□
	吸烟 是□ 否□	有无并发症 是□ 否□	沟通交流 是□ 否□
	饮酒 是□ 否□	拔除尿管 是□ 否□	
	压疮评估 是□ 否□		
	药物过敏史 是□ 否□		
	哪种药物____		

时间	住院第 1 天	住院第 2 天	住院第 3 天
医嘱执行	动脉溶栓 转入病房具体时间___	一级护理 是□　否□	一级护理 是□　否□
	心电监护 是 □　否□	二级护理 是□　否□	二级护理 是□　否□
	拔鞘后绷带加压具体时间___	三级护理 是□　否□	三级护理 是□　否□
	抽取静脉血时间___	记录出入量 是□　否□	记录出入量 是□　否□
	皮下注射抗凝药物时间___	氧气吸入 是□　否□	氧气吸入 是□　否□
	术后教育 是 □　否□	鼻饲护理 是□　否□	鼻饲护理 是□　否□
	静脉溶栓 静脉泵入溶栓药物开始时间___	脑血管病危险因素指导 高血压	良肢位摆放 DSA、支架术后指导
	静脉泵入溶栓药物速度___	降压药指导 是□　否□	是□　否□ 脑血管病危险因素指导
	溶栓药物泵入结束时间___	血压监测 是□　否□	高血脂降脂药物指导
	心电监护 是 □　否□	高血糖 降糖药指导	是□　否□ 饮食类型
	吸氧 是 □　否□	是□　否□ 饮食控制	服药注意
	术后教育 是 □　否□	是□　否□ 胰岛素用法	是□　否□ 情绪指导
	抽取静脉血时间___ 皮下注射抗凝药物	是□　否□ 戒烟指导	是□　否□ 按护理级别巡视病房
	时间___ 一级护理	是□　否□ 限酒指导	是□　否□ 巡视时间
	是 □　否□ 二级护理	是□　否□ 检查指导	运动指导 是□　否□
	是 □　否□ 三级护理	是□　否□ DSA、支架术前指导	下床活动安全指导
	是 □　否□	是□　否□	是□　否□

续表

时间	住院第1天	住院第2天	住院第3天
医嘱 执行	执行医嘱 是□ 否□	备皮时间____ 特殊检查指导及准备 是□ 否□ 溶栓患者检查教育 是□ 否□ 正确执行医嘱 是□ 否□ 按护理级别巡视病房 是□ 否□ 巡视时间____	听取查房 是□ 否□ 康复指导 是□ 否□ 出血倾向观察 是□ 否□

时间	住院第4~6天		住院第7~10天	
主要 护理 工作	晨间护理	是□ 否□	晨间护理	是□ 否□
	晚间护理	是□ 否□	晚间护理	是□ 否□
	皮肤护理	是□ 否□	皮肤护理	是□ 否□
	进食指导	是□ 否□	进食指导	是□ 否□
	药物指导	是□ 否□	药物指导	是□ 否□
	夹闭尿管	是□ 否□	夹闭尿管	是□ 否□
	拔除尿管	是□ 否□	拔除尿管	是□ 否□
	呛咳评定	是□ 否□	良肢位摆放	是□ 否□
	出血倾向观察	是□ 否□	呛咳评定	是□ 否□
	记录出入量	是□ 否□	记录出入量	是□ 否□
	氧气吸入	是□ 否□	氧气吸入	是□ 否□
	鼻饲护理	是□ 否□	鼻饲护理	是□ 否□
	良肢位摆放	是□ 否□	床上活动指导	是□ 否□
	床上活动指导	是□ 否□	患肢功能锻炼	是□ 否□
	患肢功能锻炼	是□ 否□	沟通交流	是□ 否□
	沟通交流	是□ 否□	疾病知识指导	是□ 否□
	疾病知识指导	是□ 否□	(脑梗死)出院指导	是□ 否□
	(TIA)出院指导	是□ 否□	带药服药指导	是□ 否□
	带药服药指导	是□ 否□	药物不良反应指导	是□ 否□

续表

时间	住院第4～6天			住院第7～10天		
主要 护理 工作	药物不良反应 指导	是□	否□	复诊时间指导	是□	否□
		是□	否□	预防指导	是□	否□
	复诊时间指导	是□	否□	康复锻炼指导	是□	否□
	预防指导	是□	否□	戒烟限酒指导	是□	否□
	康复锻炼指导	是□	否□	带走管路指导	是□	否□
	戒烟限酒指导			饮食指导	是□	否□
				防压疮指导	是□	否□
	脑血管病危险因素指导			脑血管病危险因素指导		
	一级护理	是□	否□	一级护理	是□	否□
	二级护理	是□	否□	二级护理	是□	否□
	三级护理	是□	否□	三级护理	是□	否□
	执行医嘱	是□	否□	执行医嘱	是□	否□
	巡视病房时间＿＿＿＿			巡视病房时间＿＿＿＿		

三、出血性脑卒中的护理

(一)评估内容

评估患者起病情况,主要症状,是否遵医嘱使用抗凝、降压等药物,既往史,生命体征,有无意识障碍及其程度,有无失语及其类型,有无吞咽障碍,有无肢体瘫痪,有无排泄障碍。

(二)病情观察

观察患者有无突然头晕、头痛、恶心、呕吐、失语、意识障碍等表现,有无突然的偏瘫、偏盲、偏身感觉障碍等症状。

(三)脑出血护理措施

1.入院时,测量生命体征,进行身体和神经系统的评估及健康资料的收集。根据病情遵医嘱及时给予各种仪器设备的使用及监测。

2. 住院期间，急性期嘱患者绝对卧床休息，头部抬高 15°～30°，减少不必要的搬动，以免加重出血。

3. 保持呼吸道通畅，头偏向一侧。予以吸氧，必要时给予人工气道辅助呼吸。

4. 密切观察患者的意识状态、瞳孔、呼吸、血压、体温、脉搏的变化，遵医嘱按时测量生命体征，发现脑疝先兆及再出血症状，及时通知医生。

5. 根据医嘱给予降压药物，监测血压变化，防止再次出血或供血不足。根据医嘱合理应用脱水剂，注意水、电解质和酸碱平衡，注意心、肾功能，准确记录出入量。

6. 如体温超过 38℃，考虑中枢性或感染性高热，可使用温水擦浴、冰袋、冰帽、降温毯进行物理降温，降低脑代谢和颅压。

7. 了解患者思想情况，防止过度兴奋、激动，做好家属的指导工作，探视后要注意患者的反应，有针对性地做好心理护理。根据患者情况适时给予相关健康教育。介入治疗患者护理参见本章第五节。

8. 昏迷或吞咽困难的患者，遵医嘱给予鼻饲，鼻饲前应先抽吸胃液，观察有无消化道出血。

9. 剧烈头痛者，及时通知医生，遵医嘱给予对症处理。

10. 偏瘫患者根据皮肤状况每 1～2 小时翻身 1 次。翻身时动作要轻、慢，不得剧烈翻动。为保证患者安全应加床档,必要时使用约束带保护,防止坠床。

11．恢复期要进行瘫痪肢体被动运动及语言训练,偏瘫患者的下肢应防止足下垂。促进早日康复。协助语言训练和肢体功能锻炼。

12．加强大小便的护理,防止便秘、泌尿系感染。

13．出院时,告知患者出现症状时及时就诊。做好出院前的指导工作。

(四)蛛网膜下腔出血护理措施

1．入院时,测量生命体征,进行身体和神经系统的评估及健康资料的收集。根据病情遵医嘱及时给予各种仪器设备的使用及监测。

2．住院期间,嘱患者绝对卧床休息4～6周。避免搬动和用力。

3．密切观察意识、瞳孔、呼吸、脉搏、血压、体温、头痛程度、恶心、呕吐的变化,遵医嘱按时测量生命体征。及时发现脑疝先兆及再出血的症状(如脉缓、瞳孔散大或不等大,呼吸由快变慢,血压升高等),发现异常及时通知医生,做好抢救准备。根据医嘱应用脱水药,注意观察水、电解质平衡。

4．指导头痛患者做缓慢深呼吸及应用引导式想象等方法减轻疼痛。保持室内安静,减少噪声。集中操作,动作轻柔、熟练。头痛剧烈者,根据医嘱适当给予脱水剂、止痛药,以降低颅压,避免应用抑制呼吸中枢的药物。

5．密切观察患者排便情况,便秘者,遵医嘱定期给予缓泻剂或灌肠,严禁高压灌肠,尽量卧床排便,排便时勿用力过猛。

6. 安全措施：加床档防坠床。翻身时动作要轻，防止扭颈屈颈。谢绝探视（2～3周内），保持周围环境的安静。如有癫痫发作（参见本章第三节相关内容），并遵医嘱用药。

7. 根据患者情况适时给予相关健康教育。介入治疗患者护理参见本章第五节。

8. 出院时，告知患者出现症状时及时就诊。做好出院前的指导工作。

（五）脑出血急救流程（图2-21）

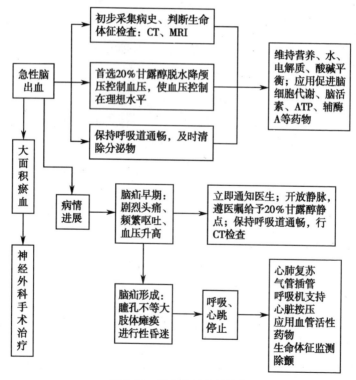

图 2-21 脑出血的急救流程

附:脑出血临床护理路径

患者姓名:_____ 性别:_____ 年龄:_____

门诊号:_____ 住院号:_____

住院日期:_____年___月___日

出院日期:_____年___月___日

时间	住院第1天(急诊室到病房或直接到卒中单元)	住院第2天	住院第3天
主要诊疗工作	询问病史与体格检查(包括NIHSS评分、GCS评分及Bathel评分) 完善病历 医患沟通,交待病情 监测并管理血压(必要时降压) 气道管理:防治误吸,必要时经鼻插管及机械通气 控制体温,可考虑低温治疗、冰帽、冰毯 防治感染、应激性溃疡等并发症 合理使用脱水药物 早期脑疝积极考虑手术治疗 记录会诊意见	上级医师查房,书写上级医师查房记录 评价神经功能状态 评估辅助检查结果 继续防治并发症 必要时多科会诊 开始康复治疗 需手术者转神经外科 记录会诊意见	上级医师查房,书写上级医师查房记录 评价神经功能状态 继续防治并发症 必要时会诊 康复治疗 需手术者转神经外科
重点医嘱	长期医嘱: 神经内科疾病护理常规 一级护理 低盐低脂饮食 安静卧床 监测生命体征 依据病情下达 临时医嘱: 血常规、尿常规、大便常规 肝肾功能、电解质、血糖、血脂、心肌酶谱、凝血功能、血气分析、感染性疾病筛查 头颅CT、X线胸片、心电图 根据病情选择:头颅MRI,CTA、MRA或DSA,血型(如手术) 根据病情下达病危通知 神经外科会诊	长期医嘱: 神经内科疾病护理常规 一级护理 低盐低脂饮食 安静卧床 监测生命体征 基础疾病用药 依据病情下达 临时医嘱: 复查异常化验 复查头CT(必要时) 依据病情需要	长期医嘱: 神经内科疾病护理常规 一级护理 低盐低脂饮食 安静卧床 监测生命体征 基础疾病用药 依据病情下达 临时医嘱: 异常化验复查 依据病情需要下达

时间	住院第1天（急诊室到病房或直接到卒中单元）	住院第2天	住院第3天
主要护理工作	入院宣教及护理评估 正确执行医嘱 观察患者病情变化	正确执行医嘱 观察患者病情变化	正确执行医嘱 观察患者病情变化
病情变异记录	□无　□有 原因： 1. 2.	□无　□有 原因： 1. 2.	□无　□有 原因： 1. 2.
护士签名			
医师签名			

时间	第4～6天	第7～13天	第8～14天（出院日）
主要诊疗工作	各级医生查房 评估辅助检查结果 评价神经功能状态 继续防治并发症 必要时相关科室会诊 康复治疗	通知患者及其家属明天出院 向患者交待出院后注意事项，预约复诊日期如果患者不能出院，在"病程记录"中说明原因和继续治疗的方案	再次向患者及家属介绍出院后注意事项，出院后治疗及家庭保健 患者办理出院手续，出院
重点医嘱	长期医嘱： 神经内科疾病护理常规 一至二级护理 低盐低脂饮食 安静卧床 基础疾病用药 依据病情下达	长期医嘱： 神经内科疾病护理常规 二至三级护理 低盐低脂饮食 安静卧床 基础疾病用药 依据病情下达	出院医嘱： 通知出院 依据病情给予出院带药及建议 出院带药

续表

时间	第4~6天	第7~13天	第8~14天(出院日)
重点医嘱	临时医嘱： 异常检查复查 复查血常规、肝肾功能、电解质、血糖、血脂、心肌酶谱、必要时复查CT 依据病情需要下达	临时医嘱： 异常检查复查 必要时行DSA、CTA、MRA检查 明日出院	
主要护理工作	正确执行医嘱 观察患者病情变化	正确执行医嘱 观察患者病情变化	出院带药服用指导 特殊护理指导 告知复诊时间和地点 交待常见的药物不良反应 嘱其定期门诊复诊
病情变异记录	□无　□有 原因： 1. 2.	□无　□有 原因： 1. 2.	□无　□有 原因： 1. 2.
护士签名			
医师签名			

四、卒中患者运动障碍的评估与护理

(一)概念

运动功能是有关日常活动包括仰卧位到床边坐起的活动，平衡能力、站立、行走、上肢功能、手运动、精细的手活动和全身肌张力。运动障碍可分为瘫痪、僵硬、不随意运动及共济失调等。

（二）运动障碍的评估

1. 评估原则

（1）正确地选择评价方法。

（2）评价前要向患者说明目的和方法，以消除他们的不安感。

（3）评估要简单，评价的时间要尽量短，动作迅速，避免引起患者疲劳。

（4）对患者的评价要由小组内的人员专人专项从始至终地进行，以保证评价的准确性；所以，应在能接受的范围内，对其仔细评价。

（5）评价应在适宜的环境如无噪声、不使人为难和心情烦乱的地方进行。当患者提出疼痛、疲劳时，要变换体位，休息一下或改日进行；要注意保暖，因寒冷能使肌张力增加，使评价结果不正确。

（6）检查与测定一般要在康复训练前、训练中及训练后进行3次。

（7）健侧与患侧要进行对照。

2. 评估方法

（1）肌张力检查：肌张力是指肌肉在静止松弛状态下的紧张度。检查时根据肌肉的硬度及关节被动运动时的阻力来判断。常用的肌张力评定分级方法参照修改Ashworth肌张力评定分级（表2-14）。

（2）肌力检查：肌力是受试者主动运动时肌肉产生的收缩力。以关节为中心检查肌群的伸、屈力量，或外展、内收、旋前、旋后等功能。检查方法是让患者维持某种姿势，检查者施力使其改变，判断肌力强弱。临床常用肌力分级法测评肌力，为 0～5 级的 6 级肌力记录法（表 2-15）。

表 2-14 修改 Ashworth 肌张力评定分级

0 级	无肌张力的增加
	肌张力轻度增加，在被动活动肢体时有轻微的阻力，或突然卡住的现象
I + 级	肌张力轻度增加，在被动活动肢体时有 50% 范围内出现突然卡住并呈现最小的阻力
II 级	肌张力中度增加，在被动活动肢体时有较大的阻力，但受累的关节仍能较容易的被移动
III 级	肌张力重度增加，在被动活动肢体时比较困难
IV 级	肌张力极度增加，在被动活动肢体时呈现僵直状态而不能动

表 2-15 肌力分级标准

级别	名称	标准	相当于正常肌力的百分比
0	零（zero，0）	不能测知的肌肉收缩	0%
1	微缩（trace，T）	有轻微收缩，但不能引起关节活动	10%
2	差（poor，P）	除重力状态下能做关节全范围运动	25%
3	尚可（fair，F）	能抗重力做关节全范围运动，但不能抗阻力	50%
4	良好（good，G）	能抗重力、抗一定阻力运动	75%
5	正常（normal，N）	能抗重力、抗充分阻力运动	100%

（三）护理

1. 帮助患者恢复其功能，预防因运动障碍、长期卧床带来的并发症及危险。

（1）防止瘫痪肢体失用性综合征的发生：发病早期

即给予良肢位摆放,防止肩关节、髋关节外展及足下垂等并发症的发生。

(2)在恢复期做好患肢的被动、主动功能训练;步态训练,以利于肢体功能恢复(详见第三章第六节)。

2.保证皮肤的完整性,防止压疮的发生。按国际Braden评分标准定时评估压疮的危险程度,并采取相应措施。

(1)使用预防压疮用具:气垫床、气囊、软垫、减压贴等,以减轻受压部位的压力。

(2)保持床单位和患者皮肤的清洁、干燥,定时擦浴,以防局部汗浸、受压时间过长而引起的压疮。

(3)定时变换体位:注意翻身技巧,不要拖拉患者肢体,应扶住关节处,避免扭伤及脱臼;肥胖患者使用提单法为患者翻身;半侧卧位时患者体位采取30°,以防剪切力给患者造成的压疮。

3.保证患者的安全,防止坠床、跌倒的危险。当患者有四肢瘫时给予使用床档,肢体无力但能行走时,要有人陪伴,准备防滑鞋。另外床、椅、坐便器高度要合适,备扶手。

4.保证喂养合适,防止误吸的危险。当患者因咽喉肌麻痹出现吞咽困难时,应给予糊状食物,饮食时将床头抬高,使其取半卧位,并给患者充足的饮食时间。如有呛咳,无法自行饮食,给予鼻饲饮食。

5.其他,如可穿弹力长袜预防深静脉血栓形成及并发的肺栓塞;尿潴留给予留置导尿;便秘者给予对症处理。

五、卒中患者感觉障碍的评估与护理

（一）概念

感觉是作用于各个感受器的各种形式的刺激在人脑中的直接反应。感觉障碍是指机体对痛、温、触、压、位置、振动等刺激无感知、感知减退或异常的综合征。感觉障碍分为一般感觉和特殊感觉，一般感觉又包括浅感觉、深感觉和复合感觉。

（二）评估

要查明感觉障碍的原因，必须注意感觉障碍的分布、性质、程度、频度，是发作性还是持续性，以及加重或减轻因素，注意患者主诉是否有感觉消退或消失、增强、异物感或疼痛、麻木。有无因自己的感觉异常感到烦闷、忧虑，甚至躁动不安。

（三）护理

1. 安全护理　外出活动要专人看护，活动区域要保持平整安全，避免患者接触利器，饮食温度要适宜，防止患者受伤。感觉障碍的肢体应注意保暖，但最好不用热水袋，防止患者烫伤，如必须用热水袋时水温应控制在50℃以内。还应避免过冷的刺激，使用冰袋物理降温时应避免接触感觉障碍的肢体。对输液部位要勤观察，防止药液外渗而患者无反应。

2. 皮肤护理　感觉障碍的肢体要防止受压或机械性刺激，要保持皮肤的清洁、干燥，保持床单位的清洁、干燥、无渣屑，每天最少扫床两次。

3. 感知觉训练　每日两次温水擦洗感觉障碍的部

位,以促进血液循环和感觉的恢复。可加用按摩、针灸、理疗等物理疗法。

六、卒中患者言语障碍的评估与护理

(一)概念

言语障碍可分为失语症和构音障碍。失语症是由于脑损害所致的语言交流能力障碍。构音障碍则是神经肌肉的器质性病变,造成发音器官的肌无力及运动不协调所致。

(二)评估

评估失语的性质、理解能力,记录患者能表达的基本语言。观察患者手势、表情等,及时满足患者需要。向护理者/患者解释语言锻炼的目的、方法,促进语言功能恢复。如鼓励讲话、不耻笑患者,消除其羞怯心理,为患者提供练习机会。

(三)护理

据文献报道有 57%～69% 脑卒中患者伴有语言障碍。在日常生活中,语言障碍严重影响了患者与他人的人际间交流,使得他们丧失了工作和日常生活能力,甚至最基本的生活也需要专人护理,极大地影响了患者及家属的身心健康。护理失语患者首先要测定失语的严重程度,并注意患者尚保留的最有效的交流方式;其次向护理者传授与患者交流的有效方法。

1. 沟通交流方法

(1)手势法:与患者共同约定手势示意图,如上竖拇指表示大便,下竖拇指表示小便;张口是吃饭,手掌上、下翻动是翻身。手捂前额表示头痛,手在腹部移动表示腹部不适。除偏瘫或双侧肢体瘫者和听理解障碍患者不能应用外，其他失语均可应用（表2-16）。

表2-16　规范化手势语

手势	代表意义
伸大拇指	大便
伸小拇指	小便
伸示指	有痰
握空心拳（形如水杯）	口渴
握实心拳（形如重锤）	疼痛
用手拍床	想交流
握笔写字式	想写字

（2）实物图片法：利用一些实物图片，进行简单的思想交流以满足生理需要，解决实际困难。利用常用物品，如茶杯、便器、碗、人头像、病床等，反复教患者使用。如茶杯表示要喝水，人头像表示头痛，病床表示翻身。此种方法最适合于听力障碍的交流。

（3）文字书写法：适用于文化素质高，无机械书写障碍和视空间书写障碍的患者，在认识疾病的特点后，医护人员、护理者有什么要求，可用文字表达，根据病情和需要进行卫生知识宣教。

2. 护理原则

（1）循序渐进：由简到难，由浅入深，由少到多，根据患者接受能力，不断增加或更新内容，切忌复杂化、多样化，使患者一开始就感到困难而失去治疗信心。

（2）每次必须从患者易接受或已学会的项目开始，用简单的练习让患者体验到成功的乐趣。坚持天天学和练。

（3）说话要缓慢和清晰：听→刺激大脑→信号反应；

说→刺激语言→交流。不可操之过急,尽力去理解患者说的每一件事,像正常人一样对待他。

七、卒中患者吞咽障碍的评估与护理

(一)概念

吞咽障碍是指食物(或液体)从口、咽、食管至胃的推进过程中受到阻碍。临床上根据病变部位的不同可分为真-假性延髓麻痹。

(二)评估

1. 评估原则

(1)作为卒中患者初始评估的一部分,在卒中患者开始经口摄入药物、液体或食物前,应使用简单、有效及可行的床边检查工具筛查患者有无吞咽困难(B级证据)。

(2)应严密监控发病24小时内有意识障碍的患者,患者临床情况稳定后方可进行吞咽困难的筛查(C级证据)。

(3)卒中患者如出现吞咽困难或肺部误吸时,应由语言表达病理医师或其他受过培训的专业医师全面评估患者的吞咽功能,并给予安全吞咽及适度浓稠度饮食的建议(A级证据)。

(4)对于有营养不良危险因素的患者(包括吞咽困难的患者),都应接受营养师的评估及持续性治疗。营养状态的评估应使用有效的营养评估工具或方法(C级证据)。

2. 评估内容　评估患者的意识状态、智能、肺部感染和营养状况。下颌、口唇、舌、软腭及颊肌运动,流涎及咽反射的情况。评估是否有饮水呛咳和吞咽困难。

3．评估方法

（1）方法一

洼田饮水试验：让患者按习惯喝下30ml温水，根据饮水结果进行分级。

Ⅰ级：能不呛的一次饮下30ml温水；

Ⅱ级：分两次饮下且不呛；

Ⅲ级：能一次饮下，但有呛咳；

Ⅳ级：分两次以上饮下，有呛咳；

Ⅴ级：屡屡呛咳，难以全部咽下。

（2）方法二

洼田吞咽能力评定法，可将吞咽能力分为6级：

1级：任何条件下均有吞咽困难或不能吞咽；

2级：3个条件均具备则误吸减少；

3级：具备2个条件则误吸减少；

4级：如选择适当的食物，基本上无误吸；

5级：如注意进食方法和时间，基本上无误吸；

6级：无吞咽困难。

（3）鼻饲喂养并发误吸的危险因素评估：鼻饲喂养并发误吸主要与患者胃肠功能情况、鼻饲胃管置入深度、鼻饲胃管管路固定、鼻饲胃管脱出盘入口腔、鼻饲喂养时卧位、吸痰诱发的呕吐、喂养方式等因素有关。

（三）护理

1．饮食护理　鼓励能吞咽的患者经口进食，选择高蛋白、高维生素食物，选择软饭、半流或糊状食物，避免粗糙、干硬、辛辣刺激性食物。少量多餐，充分咀嚼。对面肌麻痹的患者，喂食时应将食物送至口腔健侧近舌根处；早、晚及患者进食后,用温盐水或过氧化氢为其清洗口腔,清洗时特别要注意对口腔内瘫痪侧颊黏膜的清洁,以免食物残渣存留于瘫痪侧而发生口腔感染。有义齿的患者在睡觉前一定要取下,清洗干净后放在盛有凉开水的容器内。

2. 喂养方式的选择 对患者进行胃肠内喂养指标评定后,给予合适的喂养方式(图2-22)。

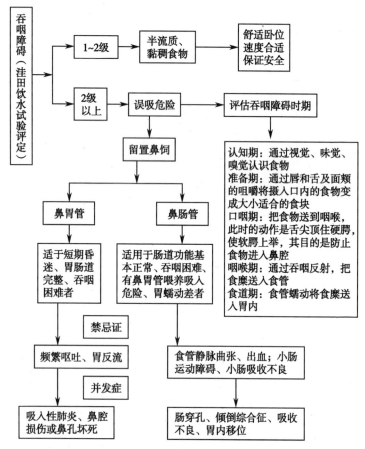

图2-22 喂养方式选择流程

3.鼻饲喂养的原则 肠内营养原则是浓度从低到高、容量从少到多、速度从慢到快,即由半量逐渐增至全量(1000~2000ml),速度从 80ml/h 泵入开始,观察患者的耐受性,逐渐调至 120~150ml/h 泵入,鼻饲过程中需要注意鼻饲的速度和每次鼻饲量。随时评价患者的胃肠功能,如是否有呕吐、腹胀、排便、未排气及肠鸣音异常、应激性溃疡出血量在 50ml 以上者,必要时应暂禁食。

4.鼻饲喂养的方法见图2-23。

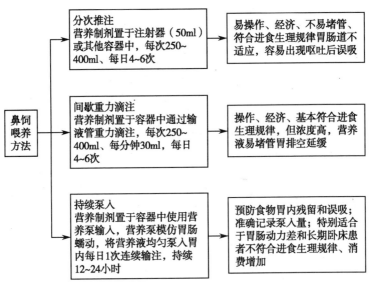

图2-23 鼻饲喂养的方法流程

八、卒中患者排泄障碍的评估与护理

(一)排尿障碍

1.概念 当正常人膀胱尿量达到 100~150ml 时,即可出现尿意感,300~400ml 时可出现排尿感。膀胱内充满尿液而不能排出即称为尿潴留。

2．评估内容　评估排尿次数、频率、时间、尿量和颜色等。排尿是否困难、排尿痛、烧灼感、余尿、尿失禁。神经损伤的程度。尿潴留患者有无尿路感染和浅昏迷患者的躁动，尿失禁患者有无压疮，老年尿潴留患者有无前列腺肥大。

3．诱导排尿的护理　给予物理性刺激诱导排尿，如温水冲洗尿道、温毛巾外敷腹部、听流水声等。协助患者放松情绪，减轻压力。

4．留置尿管的护理　尿潴留患者或需准确记录尿量患者应给予导尿。要严格无菌操作，首次放尿应少于1000ml，注意观察尿液的性质、颜色和量。恢复期患者要进行膀胱的训练，夹闭尿管，每 4 小时开放 1 次。有条件可使用抗反流引流袋，防止逆行感染；使用普通尿袋要注意尿袋位置不可高于耻骨联合。引流管要保持通畅，定时倾倒尿液。长期留置导尿应定期更换尿管和引流袋，建议 1 周更换 1 次。老年患者如果有前列腺肥大史，导尿术可不顺利，应请泌尿科局麻下进行导尿。给患者做翻身等操作时注意勿牵拉尿管，避免外伤。

5．泌尿系感染的护理　对于尿失禁患者注意保持床单位清洁干燥，及时清洁会阴，对于尿潴留患者应先使用物理性刺激（如用温水冲洗尿道、温毛巾外敷腹部等）诱导排尿。必要时留置导尿，每日清洁尿道口，并夹闭尿管，每 4 小时开放 1 次，训练膀胱功能。定时无菌技术更换尿管，观察尿液颜色、量、性质。及时通知医生。

6．皮肤护理　应每日做会阴冲洗，并用碘伏消毒尿道口,保持会阴部清洁。

7. 预防感染　嘱患者多饮水,减少泌尿道结石和感染的出现。有皮肤破溃者给予皮肤科会诊,定时涂药。

8. 尿失禁处理　尿失禁患者尽量不给予留置尿管。男性患者可给予假性导尿,女性患者可给予成人纸尿裤使用,应及时更换尿垫、纸尿裤。会阴皮肤可预防性涂用护臀霜或肛周保护膜、紫草油等,防止淹红。

(二) 排便障碍

1. 概念　便秘是指排便次数减少、粪便干硬、排便困难并需要用力,排完后尚有残便感。

2. 评估内容　评估正常时、近日及现在的排便状况,如排便次数、开始时间、何时发生、粪质、排便难易度、腹部饱胀感、残便感、有无肛门裂隙、出血等。病情观察,要注意观察患者排便情况,每日体温单上要准确记录,如有3日未排便应通知医生,及时给予处理(图2-24)。

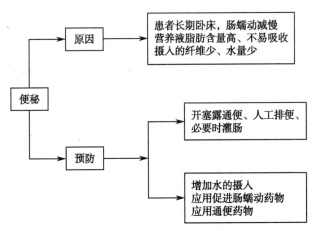

图2-24　便秘的预防和处理流程

3．便秘的处理 脑卒中的患者一定要保持大便通畅，防止排便费力引起颅压增高，危及生命。如患者3日未排大便，应给予人工协助排便。首先可给予开塞露20ml入肛，如果无效可给予肥皂水低压灌肠或人工协助排便。

4．皮肤护理 便失禁患者由于不定时排便，易造成肛周淹红、破溃，这就需要护士随时观察有无大便排出，要随时清理。最好使用湿巾或软纸擦拭，每日用水冲洗肛周2次，保持肛周的干燥、清洁。每次清理完大便后，最好涂用肛周保护膜或护臀霜，可以防止皮肤破溃。如出现淹红、破溃迹象，应准确记录，并请皮肤科医生会诊，协助处理。

5．功能训练 要让便秘的患者养成良好的排便习惯，训练定时排便，最好每日起床后排便。便失禁的患者恢复期应让患者进行缩肛练习，有意识地控制排便。

6．日常饮食的调节

（1）食物不要过于精细，更不能偏食，增加膳食中的纤维素含量，如五谷杂粮、蔬菜（萝卜、韭菜、生蒜等）、水果（苹果、红枣、香蕉、梨等）。

（2）摄取足够水分。每日进水量约2000ml。每天清晨空腹饮1～2杯淡盐水或开水或蜂蜜水，均能防治便秘。

（3）饮食中摄入适量植物脂肪，如香油、豆油等，或食用含植物油多的硬果如核桃、芝麻等。

（4）适当食用有助润肠的食物，如蜂蜜、酸奶等。

（5）可经常食用一些有防治便秘作用的药粥如芝麻粥、核桃仁粥、菠菜粥、红薯粥等。

（6）少吃强烈刺激性助热食物，如辣椒、咖喱等调味品，忌饮酒或浓茶。

（三）注意事项

1.所有卒中患者都应筛查是否有尿失禁或尿潴留（不论膀胱是否充盈），是否有排便失禁及便秘情况（C级证据）。

2.小便失禁的卒中患者应有受过训练的专门人员使用系统的功能评估工具进行评估（B级证据）。

3.应避免使用导尿管。如果确需应用，留置导尿管后应每天进行评估并尽快撤除导尿管（C级证据）。

4.对尿失禁的住院患者应实施膀胱训练计划（C级证据）。

5.推荐使用便携式超声检查作为非侵入性评估排空后残余尿情况的方法，并排除泌尿系感染及导尿后尿道损伤（C级证据）。

6.持续性便秘或大便失禁的卒中患者应实施大便管理规划（A级证据）。

九、卒中患者生活自理能力的评估与护理

（一）概念

日常生活活动能力是综合能力，对每一个人来说都很重要，是指人们为了维持生存所进行的一系列最基本的、必须反复进行的、最具有共性的活动能力。它包括人们衣、食、住、行、个人卫生等。

（二）评估

1. 按照 WHO 在 ICF（国际功能分类）中的建议，生活自理能力的评估应包括下列项目：

（1）学习和应用知识。

（2）完成一般任务与要求。

（3）交流：接收信息、生成和表达信息。

（4）活动：改变与保持身体姿势；搬运、移动和操纵物体；步行及其相关活动；应用交通工具。

（5）个人生活自理：清洁身体，如厕，穿衣，吃喝，照顾个人健康。

2. 评定方法　功能独立性评定（functional independence measure，FIM）（表 2-17）和标准化巴氏指数（Barthel index BI）（见表 2-18）。

表 2-17　功能独立性评定（FIM）的内容及评分标准

内容	评分标准
自我照顾	无帮助
1 进食	7 分：完全独立（合理时间内、安全）
2 洗漱	6 分：不完全独立（使用辅助装置）
3 洗澡	有帮助
4 穿脱上衣	5 分：监护或帮助准备
5 穿脱下衣	4 分：少量帮助（自我完成≥75%）
6 如厕	3 分：中度帮助（自我完成≥50%）
括约肌的控制	2 分：大量帮助（自我完成≥25%）
7 排便	1 分：完全帮助（自我完成<25%）
8 排尿	注：不准空项，如果患者有危险不能评
转移	定，则给 1 分
9 床、椅、轮椅	
10 上厕所	
11 盆浴、淋浴	

续表

内容	评分标准
行走	
12 行走 / 轮椅	
13 上下楼梯	
运动项目总分：	
交流	
14 理解	
15 表达	
社会认知	
16 社会交往	
17 解决问题	
18 记忆	
认知项目总分：	

注：功能独立性评定（FIM）评分采用 7 分制，共有 18 项。最低分为 18 分，最高分为 126 分。根据得分情况分为下面等级：126 分：完全独立；108～125 分：基本独立；90～107 分：极轻度依赖或有条件独立；72～89 分：轻度依赖；54～71 分：中度依赖；36～53 分：重度依赖；19～35 分：极重度依赖；18 分：完全依赖

表 2-18　标准化巴氏指数（BI）

项目	评分		
1 大便	0：失禁	5：偶尔失禁	10：正常
2 小便	0：失禁	5：偶尔失禁	10：正常
3 修饰	0：需要帮助	5：独立完成	
4 如厕	0：需要极大的帮助	5：需要部分帮助	10：正常
5 进食	0：需要极大的帮助	5：需要部分帮助	10：正常
6 穿衣	0：需要极大的帮助	5：需要部分帮助	10：正常
7 洗澡	0：需要帮助	5：独立完成	
8 转移	0：完全依赖	5：需 2 人帮助	10：需 1 人帮助
9 行走	0：不能走	5：需轮椅	10：需 1 人帮助
10 上下楼梯	0：不能	5：需要部分帮助	10：自理
			15：自理
			15：独立行走·

注：评分标准：0～20 分为极重度功能障碍，25～45 分为重度功能障碍，50～70 分为中度功能障碍，75～95 分为轻度功能障碍，100 分为自理

（三）护理

1．在日常生活活动训练中，应仔细观察患者实际的活动能力，思考如何提高其活动能力，制定出最容易、最切实可行的训练计划。

2．训练应按医嘱进行，注意循序渐进，切忌急躁，注意保护，以防意外。

3．患者在完成一项作业时，可能要花费很长时间，护理人员要有极大的耐性。对患者的每一个微小的进步，都应给予恰当的肯定和赞扬。

4．由于残疾程度不同，适当的辅助用具常给患者以极大帮助，故需要发挥护理人员的聪明才智，为患者选用适当的辅助用具。必要时需对环境条件做适当的调整，如为轮椅使用者将台阶改为斜坡，除去门栏等障碍物等。

5．康复训练失败的原因，常常是因为残疾者对自己各种生活活动能力的恢复缺乏信心。如能早期开始就对一些生活上的小动作开始训练，患者看到进步，就可树立起独立生活的信念，从而对康复治疗充满信心，完成康复训练计划。心理护理在训练的全部过程中，都会起到重要作用。

十、卒中患者心理评估与护理

（一）卒中患者心理特点

卒中患者在卒中突然发生后处于急性心理应激状态，面临许多心理、社会问题，这时的"人"并不是单纯的生物体，而是身心需要医治和帮助的社会人。卒中患者大多为老年人，了解老年人心理特点更有利于做好心理护理。卒中患者心理特点是无用感、孤独感、失落感、死亡恐惧。

1. 无用感　在老年人比较容易出现无用感，这一感觉在老年人发生卒中后会明显加重，而且很可能演变为抑郁、自责情绪。在病情允许的情况下，鼓励患者做自己力所能及的事情，减少过多、过细的照顾，这一时期的过度照顾会给患者带来更为强烈的无用感。心理护理侧重点可以放在对患者自我生存价值的认识上，即可用护士的语言讲出患者亲人的心声，引导患者从子女的角度认识自己生命的价值所在。从语言上多鼓励患者，以争取其对治疗的合作态度。

2. 孤独感　这一内心体验主要来自心理需要落差，即现在不同于往日。卒中后若伴有不同程度的肢体残疾，这种孤独感很容易向抑郁、焦虑等不良情绪方面转化。心理护理侧重点应放在"理解"方面，即用忽视的"口"讲出患者压抑的、难以用语言表达出来的内心体验。心理护理的目的在于向患者传递一种信息，患者并不孤独、并不寂寞，他的内心体验护士能读懂、能理解。实际上，在这一阶段理解、倾听是一种最为有效、最为实际的心理护理技术。这一阶段，护士的心理护理工作时间应是单独的时间，而并非是在换液的空隙时间完成的。护士坐下来，耐心的倾听很重要。

3. 失落感　卒中后使失落感这一内心冲突转变成为心理上的退行。患者可表现为心理行为的依赖、幼稚等。心理护理强调的是患者心理的成长，而不是一味地迁就、关心患者。在正视疾病的前提下，鼓励患者寻找原来的"自己"，重新唤回"心理"感受，重新调整自己的心态等。失落感过强的患者，可将自己人格中原来相对隐蔽的、很不光彩的、不被人们所接受的特点暴露出来，可表现为挑剔、不礼貌行为等。护士除了要保持理智，做到坚持护理原则外，还要有敏锐的心理洞察力，能及时地从心理角度发现问题，及时给予患者必要的心理护理，而不应将患者看成是心理健康人。

4. **死亡恐惧** 生本能与死本能均是与生俱来的本能。这两种本能表现在外在的强弱程度可因年龄有所不同。老年人发生卒中，将使这一"死亡恐惧"感加重。表现为住院期间的抑郁、焦虑情绪，行为上有与护理不够合作的地方，如躺不下、坐不下、躁动，或不交流、回避等。一旦患者目睹同病室患者去世，恐惧感会明显加重，严重者可出现明显的心理或精神症状。护理工作者要及时向患者传递"生命"的信息，随时向患者通报疾病好转的消息，减少患者过分的担心和不必要、不准确的对自身疾病的猜疑等。

（二）评估

汉密顿焦虑评分（Hamilton anxious scale，HAS）和汉密顿抑郁评分（Hamilton depressed scale，HDS）是由Hamilton于1959年和1960年先后编制的，是临床上评定焦虑和抑郁状态时最为普遍的量表。1965年William W.K.Zung又先后编制了抑郁自评评分（self-depressed scale，SDS）和焦虑自评评分（self-anxious scale，SAS），用于评出焦虑和抑郁患者的主观感受。以上四个量表应用于临床可以对患者进行心理测试,并有针对性地进行心理治疗,有助于稳定患者的情绪(表 2-19～表 2-22)。

表2-19 汉密顿焦虑评分

分项	表现	评分	程度
1	焦虑心境	0	无症状
	担心、担忧,感到最坏的事情将要发生,容易激惹	1	轻
		2	中度
		3	重
		4	极重
2	紧张感	0	无症状
	紧张感、易疲劳、不能放松,情绪反应,易哭、颤抖、感到不安	1	轻
		2	中度
		3	重
		4	极重
3	害怕	0	无症状
	害怕黑暗、陌生人、一人独处、动物、乘车或旅行及人多的场合	1	轻
		2	中度
		3	重
		4	极重
4	失眠	0	无症状
	难以入睡、易醒、睡得不深、多梦、夜惊、醒后感疲劳	1	轻
		2	中度
		3	重
		4	极重
5	认识功能	0	无症状
	或称记忆、注意障碍,注意力不能集中,记忆力差	1	轻
		2	中度

分项	表现	评分	程度
		3	重
		4	极重
6	抑郁心境	0	无症状
	丧失兴趣、对以往的爱好缺乏快感、抑郁、早	1	轻
	醒、昼重夜轻	2	中度
		3	重
		4	极重
7	躯体性焦虑	0	无症状
	肌肉系统:肌肉酸痛、活动不灵活、肌肉抽动、	1	轻
	肢体抽动、牙齿打颤、声音发抖	2	中度
		3	重
		4	极重
8	躯体性焦虑	0	无症状
	感觉系统:视物模糊、发冷发热、软弱无力感、	1	轻
	浑身刺痛	2	中度
		3	重
		4	极重
9	心血管系统症状	0	无症状
	心动过速、心悸、胸痛、血管跳动感、昏倒感、	1	轻
	心搏脱漏	2	中度
		3	重
		4	极重
10	呼吸系统症状	0	无症状
	胸闷、窒息感、叹息、呼吸困难	1	轻
		2	中度
		3	重
		4	极重
11	胃肠道症状	0	无症状
	吞咽困难、嗳气、消化不良(进食后腹痛、腹	1	轻
	胀、恶心、胃部饱满感)、肠动感、肠鸣、腹泻、	2	中度
	体重减轻、便秘	3	重

续表

分项	表现	评分	程度
		4	极重
12	生殖泌尿系统症状	0	无症状
	尿意频数、尿急、停经、性冷淡、早泄、阳痿	1	轻
		2	中度
		3	重
		4	极重
13	自主神经系统症状	0	无症状
	口干、潮红、苍白、易出汗、起鸡皮疙瘩、紧张	1	轻
	性头痛、毛发竖起	2	中度
		3	重
		4	极重
14	会谈时行为表现	0	无症状
	一般表现：紧张、不能松弛、忐忑不安，咬手	1	轻
	指、紧紧握拳、摸弄手帕、面肌抽动、不停顿	2	中度
	足、手发抖、皱眉、表情僵硬、肌张力高、叹气	3	重
	样呼吸、面色苍白；生理表现：吞咽、打呃、安	4	极重
	静时心率快，呼吸快（20 次 / 分以上），腱反射		
	亢进、震颤、瞳孔放大、眼睑跳动、易出汗、眼		
	球突出		

表 2-20　汉密顿抑郁评分

表现	评分	评分标准
1　抑郁心境（感	0	不存在
到悲伤、绝望、无	1	只有在问到时才诉说这些感觉情况
依无靠、无用）	2	在谈话中自发地表达这些感觉情况
	3	不用语音也可以通过面部表情、姿势、声音
		或欲哭中流露这种情绪
	4	患者的自发言语和非言语性表达（表情、动
		作）几乎完全表现为这种情况

续表

表现	评分	评分标准
2 罪恶感	0	没有
	1	自我责备,感到自己连累他人
	2	认为自己犯了罪或反复思考过去的错误或过失
	3	认为现在的病是对自己错误的惩罚,或有罪恶妄想
	4	罪恶妄想伴有指责或威胁性幻想
3 自杀	0	不存在
	1	感到活着没意义
	2	希望自己已经死去,或者有自己已经死去的任何想法
	3	自杀念头或表示
	4	有严重自杀行为
4 失眠(早期)	0	没有困难
	1	诉说偶尔入睡有困难,即超过半小时
	2	诉说每夜入睡都有困难
5 失眠(中期)	0	没有困难
	1	诉说在夜晚不安稳和有干扰
	2	夜晚醒来因为任何原因而起床(除了去厕所)
6 失眠(晚期)	0	没有困难
	1	有早醒,比平时早睡1小时但能再入睡
	2	早醒后无法重新入睡
7 工作和活动	0	没有困难
	1	与活动、工作或业余爱好有关能力、疲劳或虚弱的想法和感觉
	2	自发地直接或间接表达对活动、工作或业余爱好失去兴趣如患者感到无精打采、犹豫不决、不能坚持或需要强迫自己去工作或活动

表现	评分	评分标准
	3	活动时间减少或成效降低，住院患者除病房的日常工作外，花在活动（医院任务或业余爱好）上的时间不到3小时
	4	由于目前的疾病而停止工作，住院患者除病房的日常事物外没有其他活动，或在没有人帮助下不能完成病房的日常事物
8 迟缓（指思维和言语缓慢；注意力难以集中，主动性减退）	0	正常思维和言语
	1	精神检查时发现轻度迟缓
	2	精神检查时发现明显迟缓
	3	精神检查困难
	4	木僵（完全不能回答问题）
9 激越	0	没有
	1	坐立不安
	2	玩手、头发等
	3	走来走去不能坐定
	4	搓手、咬指甲、扯头发、咬嘴唇
10 精神性焦虑	0	没有
	1	主观紧张和易激惹
	2	为小事烦恼
	3	从表情或言语中流露出明显忧虑 没有疑问地表现出惊恐
	4	（焦虑的生理症状，如胃肠——口干、腹胀、不消化、腹泻、胃肠性痉挛、嗳气；心血管系统——心悸、头疼；呼吸系统——过度换气、叹气；尿频；出汗）
11 躯体性焦虑	0	没有
	1	轻度
	2	中度
	3	严重
	4	失能（严重影响生活和活动）

续表

表现	评分	评分标准
12　胃肠道症状	0	无
	1	食欲减退，但不需他人鼓励便自行进食
	2	进食需他人催促或请求或需要应用泻药或助消化药
13　全身性躯体症状	0	没有
	1	四肢、背部或颈部沉重感、背痛、头痛、肌肉疼痛、没有精力、疲劳
	2	存在明显的症状
14　性症状（如性欲减退，月经紊乱）	0	无症状
	1	轻度
	2	重度
	3	不存在
15　疑病症	0	对身体过分专注
	1	反复思考健康问题
	2	疑病妄想
16　自知力	0	伴有幻觉的疑病妄想
	1	承认有病，表现为抑郁
	2	承认有病，但归咎于食物不好、气候、工作过度、病毒感染、需要休息
	3	根本否认有病
17　体重减轻（根据病史评分）	0	体重未减轻
	1	也许有与现在的病变有关的体重减轻
	2	确实体重减轻（根据患者的报告）
18　昼夜变化型（白天重、晚上轻）如果症状在早晨或傍晚加重，先指出哪一种，然后按其变化程度评分	0	不
	1	轻度
	2	严重

续表

表现	评分	评分标准
19　人格解体或现实解体(指非真实感或虚无妄想)	0	不存在
	1	远离的感觉
	2	感觉周围的事物不真实
	3	感觉自己不真实
	4	感觉自己不是作为一个人生活在世上
20　类偏执狂症状	0	没有
	1	猜测或有疑心
	2	猜测他人要伤害他/她(有关系观念)
	3	妄想他人要伤害他/她并正试图这样做(有关系妄想或被害妄想)
	4	幻想他人正试图伤害他/她(伴有幻觉的关系妄想或被害妄想)
21　强迫症	0	不存在
	1	承认有这些症状
	2	承认本人认为的正确想法与正常的观点和感觉相反

表2-21　抑郁自评评分

评分	内容	偶尔	有时	经常	持续
1	我感到情绪沮丧,郁闷	1	2	3	4
2	*我感到早晨心情最好	4	3	2	1
3	我要哭或想哭	1	2	3	4
4	我夜间睡眠不好	1	2	3	4
5	*我吃饭像平时一样多	4	3	2	1
6	*我的性功能正常	4	3	2	1
7	我感到体重减轻	1	2	3	4
8	我为便秘烦恼	1	2	3	4
9	我的心跳比平时快	1	2	3	4
10	我无故感到疲劳	1	2	3	4
11	*我的头脑像往常一样清楚	4	3	2	1

续表

评分	内容	偶尔	有时	经常	持续
12	*我做事情像平时一样不感到困难	4	3	2	1
13	我坐卧不安,难以保持平静	1	2	3	4
14	*我对未来感到有希望	4	3	2	1
15	我比平时更容易激怒	1	2	3	4
16	*我觉得决定什么事很容易	4	3	2	1
17	*我感到自已是有用的和不可缺少的人	4	3	2	1
18	*我的生活很有意义	4	3	2	1
19	假若我死了别人会过得更好	1	2	3	4
20	*我仍旧喜爱自己平时喜爱的东西	4	3	2	1

注 1: *为反向计分

注 2: William W.K.Zung 于 1965 年编制该评分表

注 3: 评定时间为最近 1 周(包括今天)

注 4: 抑郁严重度指数 = 各条目累计分 /80(最高总分)。指数范围为 0.25～1.0,指数越高,抑郁程度越重。指数<0.5 为无抑郁; 0.50～0.59 为轻微至轻度抑郁; 0.60～0.69 为中至重度抑郁; >0.70 为重度抑郁

表 2-22 焦虑自评评分

评分	内容	A	B	C	D
1	我觉得比平常容易紧张和着急(焦虑)	1	2	3	4
2	我无缘无故地感到害怕(害怕)	1	2	3	4
3	我容易心里烦乱或觉得惊恐(惊恐)	1	2	3	4
4	我觉得我可能将要发疯(发疯感)	1	2	3	4
5	*我觉得一切都很好,也不会发生什么不幸(不幸预感)	4	3	2	1
6	我手脚发抖打颤(手足颤抖)	1	2	3	4
7	我因为头痛、颈痛和背痛而苦恼(躯体疼痛)	1	2	3	4
8	我感觉容易衰弱和疲乏(无力)	1	2	3	4
9	*我觉得心平气和,并且容易安静坐着(静坐不能)	4	3	2	1

续表

评分	内容	A	B	C	D
10	我觉得心跳很快（心悸）	1	2	3	4
11	我因为一阵阵头晕而苦恼（头晕）	1	2	3	4
12	我有晕倒发作或觉得要晕倒似的（晕厥感）	1	2	3	4
13	*我吸气、呼气都很容易（呼吸困难）	4	3	2	1
14	我手脚麻木和刺痛（手足刺痛）	1	2	3	4
15	我因为胃痛和消化不良而苦恼（胃痛或消化不良）	1	2	3	4
16	我常常要小便（尿意频数）	1	2	3	4
17	*我的手常常是干燥温暖的（多汗）	4	3	2	1
18	我脸红发热（面部潮红）	1	2	3	4
19	*我容易入睡，并且一夜睡得很好（睡眠障碍）	4	3	2	1
20	我做噩梦（噩梦）	1	2	3	4

注1：A表示没有或很少时间；B表示少部分时间；C表示相当多时间；D表示绝大部分时间；*必须反向计分

注2：William W.K.Zung 于 1971 年编制该评分表

注3：评定时间为最近 1 周（包括今天）

注4：将 20 个项目的各个得分相加，即得粗分，再用粗分乘以 1.25 以后取整数部分，就得到标准分，标准分>55 分可诊断有焦虑症状

（三）护理

1. 确定问题　发生的时间、地点和怎样发生的。事件中的关键人物和态度。

2. 分析问题　分析行为心理问题的原因或诱因（诱发事件）。

（1）导致行为心理发展的认知因素：①解决问题的能力下降；②感觉/感知能力改变；③判断力障碍；④精神病样/妄想思维形态；⑤注意力不能集中或定向力减弱。

（2）导致行为心理的身体因素：①身体不适（疼痛、感染）：身体有什么不舒服了；②过度兴奋：疲倦、饥饿影

响耐力。

（3）导致行为心理的感情因素：①对挫折无应对能力；②自卑感；③对治疗不合作；④有以进攻性行为作为应对方式的病史。

（4）环境因素：①护理环境：外界刺激（光度、噪声、温度），更换陪伴者、居住环境，原有的生活习惯改变；②与社会因素有关的护理稳定性，人与人之间的交流，患者的要求未得到满足；③个人经历：受过去事件的影响。

（5）要达到的目的和需求。

3.制定方案　制定解决行为心理问题的方法，镇定应对、安抚情绪、运用沟通技术、采用奖励、疏导、等待和转移分散注意力，是解决问题的技巧。

（1）鼓励患者抒发自己的想法：以耐心缓慢的以及非语言的方式表达对患者的关心与支持，通过活动诱导患者注意外界，同时利用治疗性沟通技巧协助患者表达自身想法。

（2）调动患者情绪，阻断负性思考：保持情绪稳定，帮助患者回顾自身优点、长处、协助患者完成建设性的工作与社交活动，减少患者的负性评价。

（3）学习新的应对技巧：为患者创造与他人接触的机会，以协助患者改善处理问题、人际互动的方式，如参加娱乐活动，逐渐帮助患者改变应对方式。

4.定期总结　寻找最佳的改善行为心理问题的方法。

十一、卒中患者安全风险评估与护理

（一）压疮风险评估与护理

对于四肢瘫和截瘫的患者来说，预防压疮是非常必要的。应当注意的是剪切力与摩擦力的危害。当患者坐姿或卧位不正确时易产生剪切力；当患者移动时拖拽肢体造成摩擦力，均易形成患者皮肤的破溃。

1. 评估　常用 Braden 压疮风险预测量表（表 2-23）。

2. 压疮的预防及护理

（1）定时更换患者的体位，尽早学会自我翻身变换体位。翻身后将骨关节突出的部位加以保护，可用垫圈垫起。

（2）坐位时可用移动躯干进行减压，以缓解骶骨、尾骨、坐骨的压力。

（3）勤换床单，保持床单平整、干燥。

（4）在转移和活动患者时，注意不要碰伤患者。

3. 压疮的换药技术

（1）操作准备：①物品的准备：新型敷料有水胶体敷料、藻酸盐类敷料、水凝胶、海绵类敷料、脂质水胶体敷料等各种湿性敷料，应用时可根据压疮的大小、分级、基底的颜色等内容选择合适的敷料，0.9% 氯化钠，无菌换药盘；②人员准备：经过一定专业培训且对新型敷料完全了解的护理人员；③患者的准备：与患者及家属进行沟通，解释换药的目的以及费用，便于患者或家属了解。

（2）操作流程及方法

1）压疮伤口处理方法：首先建立湿性愈合环境，保护伤口及周围皮肤；其次根据伤口的特点选择更换的敷料；最后做好患者宣教，减少压疮的发生。

表 2-23 Braden 压疮风险预测量表

感觉：对压迫产生的不适的感受能力	1分：完全丧失 由于意识障碍、镇静剂的应用或感觉障碍导致全身对疼痛刺激无反应或呻吟、躲避或抓握）	2分：严重丧失 仅对疼痛刺激有反应，只能通过呻吟或躁动表达不适，超过1/2的身体对疼痛或不适的感觉能力受到损害	3分：轻度丧失 对语言指令有反应，但不能每次都用言语表达出身体的不适或翻身的需求，有1或2个肢体对疼痛或不适存在一些感觉障碍	4分：未受损害 对语言指令有反应，对疼痛或不适的感觉或表达能力未受损害
潮湿：皮肤潮湿的程度	1分：持续潮湿 由于不断排汗、排尿等，皮肤持续潮湿，每次给患者移动或翻身时总有潮气	2分：经常潮湿 皮肤经常潮湿，每天至少更换1次衣物	3分：偶尔潮湿 皮肤偶尔潮湿，大约每天需要更换1次衣物	4分：很少潮湿 皮肤通常是干爽的，按正常间隔更换衣物
活动：身体活动程度	1分：卧床 局限于床上	2分：局限坐椅 行走能力严重受限或丧失，不能支撑自身体重，需借助椅子或轮椅辅助	3分：偶尔步行 在有或没有辅助工具的情况下，偶可步行非常短的距离，在床上或椅子上的移动很费力	4分：经常步行 每天至少两次户外步行和病房内小时室内步行
移动能力：改变和控制体位的能力	1分：完全不能 没有帮助的情况下完全不能改变躯干和四肢的位置	2分：严重受限 偶尔轻微改变躯干和四肢的位置，不能自己由频繁改变体位	3分：轻度受限 可频繁的轻微改变躯干和四肢的位置	4分：没有帮助的情况下可自由改变体位

续表

	1分：非常差	2分：不足	3分：适当	4分：良好
营养：通常的饮食状况	从不能吃1顿完整的正餐，提供的食物很少能够吃1/3，每天摄入两次或更少的蛋白质（肉制品或乳制品），进流食困难，不能进食，额外的流食，需要静脉维持超过5天	很少吃1顿完整的正餐，提供的食物能够吃1/2，每天只摄入3次蛋白质（肉制品或乳制品），偶尔吃点额外加餐，或少于正常量的流食或鼻饲饮食	大部分正餐能吃一半多，每天能摄入4次蛋白质（肉制品或乳制品），偶尔少吃一顿，但通常需要额外加餐，或通过鼻饲、全肠道外营养支持得到必需的营养	能吃完每每1顿正餐，每天摄入4次或更多的蛋白质（肉制品或乳制品），偶尔在正餐之间加餐，不需要额外补充营养
摩擦力	有风险：移动需要帮助，移动过程中完全不能抬离床面，时常从床上或椅子上下滑，完全在帮助下才能复位，由于痉挛、挛缩或躁动常发生摩擦	有潜在危险：在床上、椅子上移动费力或需要一些帮助，移动过程中皮肤可能在床单、椅子约束带等物品上滑动，大部分时间可以保持比较好的体位但偶尔下滑	无明显风险：可以在床上、椅子上独立移动，移动过程中可充分抬高肢体，一直保持良好的体位	

2）伤口换药的流程：①根据患者压疮的情况对部位、面积、深度进行评估，根据不同的分级给予不同敷料的选择：1级压疮，用透明敷料或薄的水胶体敷料以减低摩擦，避免再受压，2级压疮，用厚的亲水性敷料，特殊部位可选用溃疡粉，渗液少，用藻酸盐加水胶体敷料，3、4级压疮，有干痂或腐肉者先清创再结合海绵类敷料，同时清除坏死组织后，给予感染控制（针对性或局部性抗生素应用，局部灭菌敷料使用）；②对伤口换药部位进行无菌消毒，可采用无菌生理盐水擦拭；③在无菌环境下给予适合的敷料外敷；④伤口包裹后，注意观察伤口的渗液情况，必要时随时更换敷料；⑤几种特殊伤口的处理：水疱、真皮层破溃的伤口、表皮再生的伤口、黑色硬痂皮伤口、感染性伤口。

（3）注意事项：①压疮的预防误区：消毒剂消毒伤口、无效果按摩受压部位、保持干性愈合环境、使用气垫圈、使用烤灯等；②给予压疮换药时，一定要进行合理的评估与评价，给予适合的换药技术；③换药后应及时观察伤口的渗液情况，防止出现外漏，引起污染或感染。

（二）跌倒危险评估及预防

1. 危险因素评估见表2-24。

（1）一般状况的评估：评估患者年龄、症状与主诉、肌力、视力、听力、注意力、协调能力。既往是否发生过跌倒，引起跌倒的危险因素。

（2）环境评估：地面是否平整，是否湿滑，照明是否充足。室内物品摆放是否稳固、合理。病房走廊、浴室卫生间有无安全扶手。呼叫器是否随手易取。病床床轮是否制动。

表2-24 跌倒危险因素评估表

患者入院、转科以及任何时候条件发生变化时对患者进行评估,当有某种特征存在时,在以下相应的栏内划(√)

特征	日期	日期	日期	日期	日期
1. 有癫痫相关疾病					
2. 既往有跌倒史					
3. 年龄大于65岁					
4. 交流困难					
a. 语言障碍					
b. 不能理解或跟随指导					
c. 能理解但不配合					
5. 对周围环境不熟悉					
6. 认知					
a. 定向力障碍					
b. 记忆障碍					
c. 判断障碍					
d. 意识障碍					
7. 运动					
a. 共济失调					
b. 步态不稳					
c. 眩晕/直立性低血压					
d. 瘫痪或无力(一侧或全身)					
e. 行走需帮助(人/拐杖/轮椅)					
f. 不能行走					
8. 限制活动					
a. 仅限厕所/浴室/床旁					
b. 静脉输液					
9. 禁食					
10. 麻醉/卧床刚开始活动					
11. 视力/听力受损					
12. 大小便失禁/夜尿					
13. 活动匆忙或经常活动					

续表

特征	日期	日期	日期	日期	日期
14. 现有服用以下药物					
a. 利尿药					
b. 镇静剂 / 安眠药					
c. 麻醉性止痛药					
d. 抗高血压药					
e. 血管扩张剂					
f. 调整胰岛素期					
是否有跌倒危险：是 / 否					
填表人签名					

附：摩尔斯跌倒评估量表（MFS）

项目	评分		得分
1. 既往有跌倒史；即刻或 3 个月内出现跌倒者	无	0	
	有	25	
2. 有第二诊断者	无	0	
	有	25	
3. 活动支持			
需卧床休息 / 护士协助	0		
各种拐杖（丁字拐杖 / 手杖 / 带轮拐杖）	15		
需各种扶手	30		
4. 有静脉输液治疗者 / 肝素封管	无	0	
	有	20	
5. 步态 / 迁移			
正常者 / 卧床者 / 制动者	0		
虚弱者	10		
有受伤者	20		
6. 精神状态			
可自控者	0		
不可自控者	15		

注：评分结果 0~24 分为无危险，25~50 分需提供一般性跌倒预防措施，≥51 分提供高危跌倒预防干预

（3）患者衣着、鞋的尺码是否合适，鞋底是否防滑。

2. 预防措施

（1）加强安全管理，确定高危人群，填写跌倒评估表，并有警示标志，制定预见性防护措施，确保措施到位，加强动态监控。

（2）去除病因，积极治疗，防止或减少跌倒的发生。

（3）改善居室环境，地面材料防滑，保持清洁干燥，擦拭后摆放警示牌，物品摆放合理，卫生间、浴室、走廊安装扶手，呼叫器置于方便易取处，室内照明充足，开关方便。

（4）加强预防跌倒的管理，建立预防跌倒评估制度，制定预防措施，并督导措施的落实。对已发生跌倒的患者执行上报制度。

（5）加强预防知识和预防措施的宣传教育。告知高危患者及家属跌倒的危险因素、不良后果及预防措施。

（三）坠床危险评估及预防

1. 危险因素评估

（1）一般状况的评估：年龄，坠床的发生率与年龄成正相关。认知功能、意识状态。患者对坠床的认知情况。

（2）环境评估：放置是否合理，呼叫器是否随手易取，是否应用床档、约束带，搬运工具的情况。

2. 预防措施

（1）全面评估病情：全面评估患者发生坠床的危险因素。确定高危人群，重点防护。

（2）动态评估：定时巡视病房，特别是夜间，在床边备好所需物品及便器，确保床轮处于制动状态，床的高度及宽度适宜。确保床档的使用，必要时遵医嘱给予约束。

（3）加强预防坠床的管理：对存在高危因素的患者加强预防措施的督导，对患者及家属进行宣教，讲解采取安全措施的必要性及方法。对发生坠床的患者执行上报制度。

（四）误吸危险评估及预防

参见本章第三节中"营养状态的评估和肠内营养支持技术"内容。

（五）其他风险应对措施（图2-25）

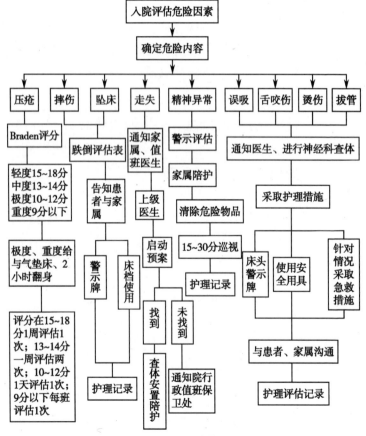

图2-25 安全评估流程图

十二、家庭配合及自我照顾训练原则

（一）家庭配合

家庭的功能主要有两个方面：一方面是对社会的作用，另一方面是对家庭成员的作用，包括生理、心理、经济、教育、娱乐活动等许多方面。脑卒中患者在家庭的康复过程中更可以显示出家庭对家庭成员管理功能的重要作用。尽管社区和家庭康复照顾的困难不少，但是较好的家庭康复照顾对患者的康复效果是显著的。家庭的支持可以影响患者对康复训练及治疗的顺从性，在其中也起着协作、监督作用，康复效果有时是事半功倍的。所以，对于家庭康复来讲，有利于脑卒中患者康复的重要原则包括以下几个方面：

1. 照顾者与患者感情牢固　感情支持是患者生活、康复的最基本动力。如配偶的耐心照顾，可以缓解患者由于患病而产生的情绪波动，保持内心的平静。而照顾者与患者感情不和，患者不得不压抑自己的感情，情绪消极，乃至成为诱发身心疾病的因素。

2. 熟悉患者的康复程序　照顾者从一开始就适应和熟悉患者的康复程序，照顾者不了解康复程序和恢复过程，对诸如偏瘫、失语、认知等抱有"痊愈"的过高期望值等，不仅会延长患者在康复机构的住院天数，而且出院后也会增加再入院的可能性。

3. 充分利用家庭的外在资源　脑卒中患者的家庭情况与周围大环境的相互关系常常反映在患者社区家庭的康复中，并对整个连续性康复过程产生重要影响。因此,患者家庭需要有其他有力的社会支持。家庭的外资源主要包括社会资源(同事、朋友、领导社会团体的关心与支持)、文化资源(文化信息及文化教育的支持)、经济资源(工作收入、保险、赞助的支持)、环境资源(社区环境状况、设施、邻里关系等)、医疗资源(医疗卫生服务与保障等)等方面,如果能够充分合理地利用家庭的外在资源,将会较为顺利地克服患者康复过程中的困难。

(二)自我照顾训练原则

1. 持之以恒,每日至少锻炼 1 次,坚持不懈。否则锻炼的效果不易巩固。

2. 循序渐进,逐渐提高运动的难度和运动量。

3. 因人而异,要根据各自的病情和身体状况选择适当的锻炼方式和活动量。

4. 劳逸结合,不能急于求成。特别是心血管疾病患者更要注意。防止心动过速(每分钟不能超过 140 次)及心律失常,防止血压过高(不能超过 200mmHg);避免屏气动作及过度用力。如果运动后出现肌肉紧张,说明运动量已经过大,要适当减少。

5. 注意安全,防止意外。

6. 加强正常肢体及躯干功能的锻炼,以代偿残肢功能。

7. 预防失用综合征,防止肩发僵、肢体挛缩畸形等后遗症。

8. 装配假肢、矫形器。对截肢者装配假肢,可以在一定程度上恢复其生活自理和工作能力。对某些肢体畸形、运动异常的患者装配适当的矫形器,可以预防畸形进一步发展，补偿功能活动。对行走不方便的患者，可配备手杖。

9. 在日常生活功能训练时，要学习使用辅助装置及简单工具。

10. 要按神经系统疾患的康复原则进行锻炼。运动量开始要小，病后数周再开始功能训练。

杨　莘　郭米嘉　常　红

参 考 文 献

1. 杨莘. 实用神经内科护理及技术. 北京：科学出版社，2008.
2. 杨莘. 神经疾病特色护理技术. 北京：科学技术文献出版社，2008.
3. 国家卫生和计划生育委员会神经内科医疗质量控制中心. 中国卒中中心建设指南. 中国卒中杂志，2015，6（10）：499-507.
4. Corrigan ML，Escuro AA，Celestin J，et al. Nutrition in the stroke patient. Nutr Clin Pract，2011，26（3）：242-252.
5. Hutchinson E，Wilson N. Acute stroke，dysphagia and nutritional support. Br J Community Nurs，2013，Suppl：S26-S29.
6. National Alliance for Infusion Therapy and the American Society for Parenteral and Enteral Nutrition Public Policy Committee and Board of Directors. Disease-related malnutrition and enteral nutrition therapy：a significant problem with a cost-effective solution. Nutr Clin Pract，2010，25（5）：548-554.

第五节　脑卒中介入治疗及手术治疗护理配合

一、全脑数字减影血管造影术

（一）术前准备

1. 常规检查　术前完成常规检查，如血常规、血生化、大小便常规、胸片等，特别注意血转氨酶、肌酐、尿素氮的结果以及大小便潜血有无阳性。

2．术前护理　宣教手术部位、围术期饮食注意事项，答疑解惑，消除顾虑；告知患者穿刺处常规为右侧腹股沟处股动脉，术前 1 天常规饮食，特别是术前晚餐不可过饱，术前 8 小时禁食，术前 4 小时禁水，防止术中、术后可能出现的呕吐而导致误吸。

3．术前血压监测　术前监测双上臂基础血压并记录，以一侧较高的为体循环血压，以便与术中及术后比较对照，及时发现血压异常。

4．备皮　术前 1 日腹股沟处皮肤备皮，上至平肚脐平面，下至双侧腹股沟下 15cm。双侧腹股沟处备皮备用，以防在术中一侧动脉穿刺置管不成功，另一侧备用穿刺股动脉；备皮后患者沐浴更衣，充足睡眠。

5．抗生素皮试及碘过敏试验。

6．术前用药　患有糖尿病者，术晨暂停皮下注射胰岛素及口服降糖药物，其他常规用药，如降压药、抗血小板药物、控制或治疗危险因素的药物需要一口水服下。

7．术前大小便训练　术前练习床上排尿、排便，预防因术后体位改变排泄困难。

8．术前检查　检查双侧足背动脉搏动情况，以便术中、术后对照观察。

（二）术后护理

1．术后平卧，注意术侧髋关节不能过度屈曲及活动，术侧肢体常规制动 24 小时，必要时使用约束带约束患肢。

2．股动脉穿刺处伤口加压包扎，外加 2kg 重物（盐袋、砂袋等）加压 6 小时，防止股动脉穿刺点出血。

3．监测双侧足背动脉搏动情况（术后 2 小时内每 15 分钟 1 次），防止因加压过度影响下肢血液供应，必要时，双下肢保暖，减少因动脉压迫血供减少导致的肢体发凉等不适感觉。

4．术后 8 小时内嘱患者多饮水，以促进造影剂的排出，8 小时内需要饮水 2000ml，排尿 800ml 以上，防止因造影剂代谢不畅导致的肾功能不全。

5．局麻患者术后可进食，先试进食米粥，如无恶心呕吐可正常进餐，进餐时患者头偏向一侧，防止误吸。

6．术后 24 小时拆除腹股沟处绷带，局部穿刺点无出血时，以无菌敷料保护伤口。注意拆绷带时保护局部皮肤，防止皮肤撕脱伤。

7．绷带拆除后，注意检查股动脉局部有无血肿、有无假性动脉瘤。

8．24 小时拆除绷带后，下床活动。

二、支架置入术：脑动脉支架置入术

（一）术前准备

1．术前 3～5 天起，抗血小板稳定斑块治疗，口服阿司匹林（300mg，每天 1 次）及氯吡格雷（75mg，每天 1 次），纠正危险因素，控制高血压、高血糖。

2．术前 2 小时静脉泵入尼莫地平 0.6mg/h，防止血管痉挛。术前半小时静脉点滴抗生素抗感染。

3．其他术前准备同 DSA。

（二）术后护理

1．注意术后体位。局麻的患者，术后平卧位。全麻患者，术后 6 小时去枕头平卧。应用血管缝合器缝合股动脉的患者，术后 8 小时，髋关节可适度屈曲。未使用缝合器的患者需平卧 24 小时后方可下床活动。

2．床旁心电监护，测血压每小时 1 次，共 24 次，严密观测生命体征变化，注意患者主诉，及时发现并发症早期征兆。

3．术后返回病房，留有动脉鞘的患者，防止动脉鞘脱出，勿压迫动脉鞘，协助患者平卧，观察动脉鞘处伤口情况，及时发现出血、渗血。

4．动脉鞘拔除后，腹股沟处动脉穿刺伤口局部加压包扎，伤口敷料上以 2kg 盐袋加压 6 小时，观测足背动脉搏动情况同 DSA 术后。

5．按照医嘱给予小剂量肝素抗凝治疗，防止急性支架内血栓形成。给予肝素每次 500～800U/h，连续 6～8 次入壶，使 APTT 较正常延长 2～3 倍。如果术中进行脑动脉球囊扩张成形（PTA），术后按医嘱静脉泵入肝素 500U/h，同时监测凝血象。肝素用法为入壶的，在每次入壶肝素前，均需要检查股动脉伤口情况，确定无出血再入壶，若有出血，需及时报告医生，再按医嘱给药。持续泵入肝素的，每小时检查伤口 1 次，加强床旁巡视。

6．观察患者有无出血倾向，如发现患者口腔黏膜有出血点，大便颜色发黑，尿色异常，应及时报告医生。

7．备用鱼精蛋白，防止支架术后脑出血，紧急中和体内残留的大量肝素。

8. 并发症的观察及护理

（1）心血管系统并发症：血压下降、心动过缓、窦性停搏及术后血压升高。主要原因是支架扩张颈动脉窦的压力感受器后引起迷走神经减压反应。术后高血压与长时间缺血代偿及术后血流动力学改变机体代偿有关。密切监测生命体征，出现低血压及心动过缓时，可按医嘱静脉点滴阿托品，持续心动过缓用药后不改善的，必要时可安装临时或永久起搏器。

（2）血管痉挛：血管内操作对血管内膜的刺激有关。术前遵医嘱给予尼莫地平稳定血管内膜；术中轻柔操作；手术前后床旁监测 TCD 对照，早期及时判断血管痉挛，按医嘱给予抗血管痉挛药物。

（3）斑块脱落：手术的每个过程都有可能导致斑块脱落，尤其是在扩张狭窄部位和释放支架过程中，对血管壁上粥样硬化的斑块的挤压切割，导致斑块的碎片脱落。脱落的斑块随血流到达脑动脉远端，导致脑栓塞。严密观察病情变化，及时发现局灶性神经功能缺损症状，如言语不利，一侧肢体感觉及活动障碍，饮水呛咳等；及时复查 CT，给予对症支持治疗。

（4）支架内血栓形成及动脉闭塞：立即进行血管内溶栓术，具体见动脉溶栓。术后出现神经功能缺损，需及时复查 CT，发现支架内血栓形成或动脉闭塞要立即进行药物溶栓和血管重建，尽快恢复血流，防止脑缺血造成脑功能不可逆损伤。

（5）高灌注综合征：常常发生在脑动脉支架置入术后数小时至 3 周时，是颈动脉支架术后最严重的并发症之一。临床表现主要有头痛、癫痫发作、多语兴奋、局灶性神经功能缺损及颅内出血。高灌注综合征的主要机制是高度狭窄的血管供血区长时间低灌注，小动脉扩张，自动调节功能降低，同时长时间缺血使血脑屏障发生病理改变，当狭窄解除重新恢复正常血流后，血流灌注超出脑组织的代谢需要导致相应临床症状。术前严格评估患者，分析供血区灌注储备能力，对病变动脉高度狭窄且侧支代偿不足的患者严格掌握手术适应证；术前后监测血压、维持血压稳定、预防血压急剧上升：严格控制血压，根据患者的基础血压制定个体化目标血压；有高血压的患者术前严格控制血压在 130/80mmHg 左右，术后血压（100～110）/（60～75）mmHg；术后密切观察，发现有高灌注综合征表现需要及时报告医生，按医嘱进行脱水、脑保护、清除自由基等治疗。及时复查 CT，确诊脑出血患者要及时中和体内肝素，减量或停止抗血小板治疗，积极处理脑出血。

9. 术后饮食：①局麻患者术后返回病房后少量试进食，无恶心呕吐可正常进餐。注意勿进食含糖及产气食物，防止术后发生腹胀。鼓励饮水，以促进造影剂的排出。饮水量同 DSA 术护理。②全麻术后回病房，暂禁食 6 小时，头偏向一侧，防止呕吐物误吸。6 小时后进食同上。

10. 术后观察要点同 DSA。

11. 术后 1、3、6 个月复查血常规、血生化，定期门诊复查随诊。

12. 继续口服阿司匹林 300mg/d，坚持 1 个月后改为阿司匹林 200mg/d，继续服用 2 个月后，阿司匹林减为 100mg/d 终身服用，口服氯吡咯雷 75mg/d，坚持至少 3 个月。

三、溶栓

（一）动静脉溶栓的特点

静脉溶栓可缩短治疗的时间，对小血管闭塞的治疗效果较好，费用相对较低，但对颈内动脉或大脑中动脉梗死的再通率较低。

动脉溶栓可以在设备指引下超选择栓塞脑动脉，局部靶向给药，使血栓内溶栓药物浓度达到更高水平，对大血管再通率较高，但动脉内溶栓操作复杂，需要较多专用设备，操作者必须具有丰富的经验，操作耗时较长，甚至在操作中可能错过最佳溶栓时间窗，而且费用较高。

（二）动脉溶栓术：脑动脉溶栓

发病时间在 6 小时内，NIHSS 评分≥4 分，大脑中动脉发病在 3～6 小时者，基底动脉阻塞≤12 小时者可行动脉溶栓治疗。

基本方法：经股动脉行选择性脑血管造影，明确脑血管闭塞的部位及程度，经导引管放入 3F 导管，尽可能地前进接近血栓部位或用多侧孔的显微镜导管穿入栓子，在 X 线监视下，从导管直接向栓子内注射 5mg rt-PA；然后以每分钟 1～2mg 的速度溶栓，维持在 20～30 分钟，总量 50mg，注入完毕后，经微导管注入少量造影剂，在 X 线荧屏下观察闭塞血管再通情况，若基底动脉阻塞,动脉内给予尿激酶原 pro-UK 或 rt-PA 。发病时间窗超过 12 小时仍可有效。

(三)动脉溶栓护理

1. 术前护理 同支架的术前护理。

2. 术后护理

(1)基本同支架置入术术后护理,特别需要注意的是动脉溶栓者返回病房后留有动脉鞘,有肝素持续静脉泵入。注意观察患者有无过敏反应,如荨麻疹、哮喘、发热、鼻炎等;给药过程中护士观察要点同静脉溶栓;拔鞘后护理同支架术后护理。

(2)动脉溶栓术后并发症的护理:脑出血是最危险的并发症,可分为脑实质出血和出血性梗死。出血的机制主要为缺血后血管壁损伤、继发性纤溶及凝血障碍、卒中后期血流屏障的通透性增加致再灌注后出血。①停用抗凝抗血小板治疗的药物,计算体内残余肝素,若残余肝素余量大,可使用硫酸鱼精蛋白中和残余肝素;②严格控制体循环血压,遵医嘱使用降压药物,减少动脉出血;③绝对卧床休息,如患者躁动时,遵医嘱进行镇静治疗;④严密监测,观察记录生命体征变化;⑤按时使用脱水降颅压药物,防止脑出血后的脑疝及脑积水,准确记录出入量;⑥出血量大、占位效应明显的,可急诊行血肿清除及去骨瓣减压术;⑦定期复查 CT 及 TCD,监测出血完全吸收后,必要时需继续抗血小板治疗;⑧使用缓泻剂,预防便秘;⑨遵医嘱进行对症支持治疗,如抗感染、防止应激性溃疡、防止深静脉血栓、营养支持等。

（四）静脉溶栓术

1．术前评估　发病时间小于 3 小时，年龄 18～80 岁，初评 NIHSS 评分≥4 分，无昏迷，临床症状体征在 30 分钟内（在急诊）不缓解，无出血病史，符合者去急诊 CT 或 MRI 室。影像学检查考虑急性缺血性卒中，由卒中小组与患者及家属谈溶栓知情同意，做好前期准备。再次筛选最终决定患者是否符合溶栓治疗。收入院行溶栓治疗。

2．适应证及禁忌证

（1）静脉溶栓适应证：急性缺血性卒中；发病 3 小时内，MRI 指导下可延长 6 小时；年龄≥18 岁，小于 80 岁。

（2）绝对禁忌证：TIA 迅速好转的，卒中症状暂时轻微者；SAH 者；两次降压后血压仍大于 180/100mmHg；CT 发现有出血、肿瘤等；过去 14 天内有大手术和创伤史；有活动性内出血；24 小时内进行过动脉穿刺；有血液异常者；正在应用抗凝剂，发病前 48 小时内应用肝素者等。

（3）相对禁忌证：意识障碍；CT 示早期大面积病灶；2 个月内进行过颅内和脊髓手术；过去 3 个月患者有卒中史或头部外伤；前 21 天有消化道和泌尿系出血；血糖小于 2.7mmol/L 或大于 22.2mmol/L；卒中发作时有癫痫；以往有脑出血史、妊娠、严重内科疾病等。

3．药物使用及应用剂量　重组组织型纤溶酶原激活剂（rt-PA）阿替普酶 0.9g/kg（最大剂量 90mg），首先静脉推注总剂量的 10%，约 1 分钟，余下微量泵入 1 小时，结束后用 0.9% 的生理盐水冲管，确保给药剂量的准确（表 2-25）。

表2-25 体重（45～100kg）与阿替普酶使用剂量查询一览表

体重（kg）	用量（0.9mg/kg）	先10%静推（mg=ml）	后90%静注（mg=ml）	泵入速度（ml/h）	体重（kg）	用量（0.9mg/kg）	先10%静推（mg=ml）	后90%静注（mg=ml）	泵入速度（ml/h）
40	36.0	3.6	32.4	33	55	49.5	5.0	44.5	46
41	36.9	3.7	33.2	34	56	50.4	5.0	45.4	47
42	37.8	3.8	34.0	35	57	51.3	5.1	46.2	47
43	38.7	3.9	34.8	36	58	52.2	5.2	47.0	48
44	39.6	4.0	35.6	37	59	53.1	5.3	47.8	49
45	40.5	4.0	36.5	38	60	54.0	5.4	48.6	50
46	41.4	4.1	37.3	38	61	54.9	5.5	49.4	51
47	42.3	4.2	38.1	39	62	55.8	5.6	50.2	52
48	43.2	4.3	38.9	40	63	56.7	5.7	51.0	52
49	44.1	4.4	39.7	41	64	57.6	5.8	51.8	53
50	45.0	4.5	40.5	42	65	58.5	5.9	52.6	54
51	45.9	4.6	41.3	43	66	59.4	5.9	53.5	55
52	46.8	4.7	42.1	43	67	60.3	6.0	54.3	56
53	47.7	4.8	42.9	44	68	61.2	6.1	55.1	57
54	48.6	4.9	43.7	45	69	62.1	6.2	55.9	57

续表

体重（kg）	用量（0.9mg/kg）	先10%静推（mg=ml）	后90%静注（mg=ml）	泵入速度（ml/h）	体重（kg）	用量（0.9mg/kg）	先10%静推（mg=ml）	后90%静注（mg=ml）	泵入速度（ml/h）
70	63.0	6.3	56.7	58	86	77.4	7.7	69.7	71
71	63.9	6.4	57.5	59	87	78.3	7.8	70.5	72
72	64.8	6.5	58.3	60	88	79.2	7.9	71.3	73
73	65.7	6.6	59.1	61	89	80.1	8.0	72.1	74
74	66.6	6.7	59.9	61	90	81.0	8.1	72.9	75
75	67.5	6.8	60.7	62	91	81.9	8.2	73.7	75
76	68.4	6.8	61.6	63	92	82.8	8.3	74.5	76
77	69.3	6.9	62.4	64	93	83.7	8.4	75.3	77
78	70.2	7.0	63.2	65	94	84.6	8.5	76.1	78
79	71.1	7.1	64.0	65	95	85.5	8.6	76.9	79
80	72.0	7.2	64.8	66	96	86.4	8.6	77.8	80
81	72.9	7.3	65.6	67	97	87.3	8.7	78.6	80
82	73.8	7.4	66.4	68	98	88.2	8.8	79.4	81
83	74.7	7.5	67.2	69	99	89.1	8.9	80.2	82
84	75.6	7.6	68.0	70	100	90.0	9.0	81.0	83
85	76.5	7.6	68.9	71					

4．静脉溶栓前后的监测 溶栓前应测量患者血压，应控制血压小于 180/105mmHg，溶栓后若血压有 2 次持续收缩压大于 180mmHg 或舒张压大于 105mmHg，应给予乌拉地尔 25mg 静注，如血压仍大于 180/105mmHg，可重复给药（间隔至少为 5 分钟），最大剂量不超过 50mg。在静脉注射后，为维持其降压效果，可持续静脉点滴，通常将 25mg 乌拉地尔加入盐水或葡萄糖中。如用输液泵，将 20ml 乌拉地尔加入泵中再稀释至 50ml，输注速度根据患者的血压调节。

5．护理要点

（1）严格执行三查七对，药物剂量、给药时间尤其需要精确。

（2）给药过程中注意患者意识、生命体征的变化。予监护仪监测，加强床旁观察，及时发现出血先兆。

（3）药物输注过程中加强巡视，发现患者四肢及躯干不明原因的肿胀、青紫，则有可疑出血。

（4）神志意识较输注前有明显变化，烦躁、瞳孔变化、呕吐，应立即报告医生，按医嘱进行处理：①停止rt-PA 输注。颅内症状性出血是其常见的并发症，护士在护理过程中应严密观察，及时发现先兆，争取最有效地、及时地挽救患者生命。②复查血常规，复查血红蛋白，排除隐性出血。③检查血型，并进行交叉配血试验，必要时可输新鲜冻血浆。

（5）严密监测患者血压变化，测血压每 15 分钟 ×4次，连续 2 小时后改为每 30 分钟 ×12 次，连续 6 小时后调整为每小时 ×16 次，连续 16 小时。

（6）给药后45分钟应注意检查患者口唇、舌以判断有无血管源性水肿，如发现血管源性水肿应立即停药，并遵医嘱给予抗组胺药物和糖皮质激素处理。rt-PA静脉用药后，严格卧床24小时，必要时给予四肢保护性约束。护理过程中应加强与家属及患者的沟通宣教。

（7）rt-PA用药后24小时内暂不进行有创操作，如留置胃管、导尿、深静脉穿刺等，防止因静脉使用rt-PA导致创面出血不止。rt-PA用药后24小时及时复查头颅CT，评估颅内缺血区域的静脉溶栓效果。

（8）静脉用药治疗后，前24小时内不使用其他抗凝、抗血小板药物；24小时后头颅CT复查无出血，可行抗血小板或抗凝治疗。阿司匹林：溶栓后24小时，口服200～325mg，每天维持量75～120mg（继发脑或全身大血管出血者停用）。

（9）准确记录出入量，护理记录详细、及时、准确。

四、栓塞

颅内动脉瘤是颅内动脉壁上的异常膨出，在未破裂之前多数无症状，出现的症状多由动脉瘤的占位效应、破裂出血及出血后血管痉挛引起。许多血管内微创治疗技术，如单纯微弹簧圈栓术、支架辅助的微弹簧圈栓塞术、球囊辅助微弹簧圈栓塞术及球囊辅助液态栓塞剂（如Onyx胶）栓塞术等，可以治疗大多数的颅内动脉瘤。

脑动脉瘤栓塞术的护理：

1. 心理护理　帮助患者稳定情绪，树立信心，耐心解释病情，消除其恐惧心理。

2．术前准备、术后护理　同DSA。

3．并发症的护理

（1）穿刺点血肿及穿刺处股动脉假性动脉瘤：血肿不大时一般不需处理，可自行逐渐吸收。局部加压包扎，对于假性动脉瘤每天压迫瘤颈15～20分钟。

（2）脑血管痉挛

1）脑血管痉挛无特异性症状，需密切观察生命体征变化，维持血压稳定，血压变化可引起脑灌注量改变，从而诱发并加重脑血管痉挛。血管内动脉瘤栓塞术后应严密观察和控制血压变化。

2）对于神志清楚的患者应注意倾听其主诉，定时观察神志、意识、瞳孔、肌力、肌张力、病理反射，有无局灶神经功能缺损症状。

3）术前、术后预防性使用抗血管痉挛药物尼莫地平。使用中注意：①尼莫地平需要避光保存，输注时选择专用避光注射器及避光泵前管路；②持续静脉注射泵输入，以维持其有效、恒定的血药浓度，利于发挥药效；③保持静脉通路通畅，防止管路脱落、扭曲等；④密切观察血压变化，泵入药物过程中如果血压低于目标值，需减少泵入量或暂停。

4）在确定颅内动脉瘤被完全栓塞的情况下，3H（高血压、高血容量、高血稀释度）治疗可有效预防脑血管痉挛。

（3）动脉瘤破裂出血：当患者出现剧烈头痛、血压升高、意识水平进行性下降、瞳孔大小发生变化、一侧肢体活动受限等，应警惕出血的发生。脑出血的护理见动脉溶栓术后的脑出血护理。

（4）脑梗死：如患者出现瘫痪、失语，甚至神志不清，应考虑有脑梗死的可能，需及时扩血管、扩容或溶栓治疗。为预防脑血栓，术中应正规适量地应用肝素，术后给予低分子肝素皮下注射，每日 2 次，抗凝 3 天后改为阿司匹林口服。用药过程中注意观察有无出血倾向。

五、去骨瓣减压术

（一）术前准备

1. 剃头，头部皮肤备皮。

2. 根据头部 CT 结果定位血肿部位，并在头部用美蓝标记。

3. 术前 6 小时禁食、4 小时禁饮。

4. 术前 30 分钟静脉注射或点滴抗生素以预防术中感染。

5. 术前常规留置尿管，保留导尿。

（二）术后护理

1. 严密观察生命体征，特别是术后神志、瞳孔、意识变化，去骨瓣减压术后的疗效。

2. 观察头部伤口敷料情况，定期换药，保持切口清洁干燥，防止伤口感染。

3. 严密观察病情变化，维持血压稳定，防止血压波动导致颅内出血。

4. 头部禁止压向去骨瓣处，因脑组织没有骨板的保护，容易造成脑组织挤压伤。

5. 注意按时泵入抗癫痫药物，预防颅内术后出现癫痫,加重病情。

6．按医嘱准确使用脱水降颅压药物,预防术后脑水肿及水、电解质失衡等并发症。

7．积极营养支持治疗。

8．观察去骨瓣处脑组织的膨隆状态,估计颅压的高低,观察有无切口疝。

六、颅内血肿清除术

（一）术前护理

1．剃头,头部皮肤备皮。

2．根据头部 CT 结果定位血肿部位,并在头部用美蓝标记,深部的血肿且出血量不大时可在床旁行血肿碎吸术。血肿大且占位效应明显、浅表血肿可急诊行颅内血肿清除术。

3．术前 6 小时禁食、4 小时禁饮。

4．术前 30 分钟静脉注射或点滴抗生素以预防术中感染。

5．术前常规留置尿管,保留导尿。

（二）术后护理

1．严密观察生命体征,特别是术后神志、瞳孔、意识变化,颅内血肿清除后的疗效。

2．观察头部伤口敷料情况,定期换药,保持切口清洁干燥,防止伤口感染。

3．严密观察病情变化,维持血压稳定,防止血压波动导致颅内出血。

4．对于留有血肿引流袋者,每日记录引流情况,定时倾倒引流液。观察引流液的量、色、性状。注意引流管的位置,确保充分引流,避免管路牵拉、意外拔管。

5. 注意按时泵入抗癫痫药物,预防颅内术后出现癫痫,加重病情。

6. 按医嘱准确使用脱水降颅压药物,预防术后脑水肿及水、电解质失衡等并发症。

7. 积极营养支持治疗。

七、动脉瘤夹闭

(一)术前护理

1. 心理护理 入院时做好健康教育,使患者保持心态平稳,避免激动、焦虑、紧张、恐惧等不良心理。

2. 一般护理 保持充足睡眠和大小便通畅,对烦躁不安、癫痫的患者遵医嘱正确使用镇静剂和抗癫痫药。合理调整饮食,预防患者便秘,多食富含粗纤维的食物。

3. 头部皮肤备皮。

(二)术后护理

1. 绝对卧床休息,床头抬高30°。注意预防头部及全身压疮。吸氧、降温和呼吸道管理等。

2. 观察头部伤口情况,定期换药,使用头帽妥善固定敷料。

3. 严密观察生命体征变化,特别是神志、瞳孔、意识状态等。

4. 按时给予抗生素,预防伤口感染。

5. 脑血管痉挛的观察及护理,见脑动脉瘤栓塞术后脑血管痉挛的护理。

6. 注意脑池或腰大池留置引流管的护理。脑脊液引流的目的主要是引流血性脑脊液，控制颅压的稳定，防止因颅压增高导致的脑疝及脑积水。

（1）观察脑脊液色、性、量，定期化验脑脊液的蛋白、糖浓度、细胞数。

（2）保持脑脊液引流通畅，检查脑脊液有无波动，通过调节引流管及引流袋位置的高低来控制引流量。引流量在每日 100～300ml。引流袋位置固定在高于患者外耳道平面 15～20cm。

（3）每天放出引流的脑脊液，严格无菌操作，防止颅内感染。密闭脑脊液引流回路，定时更换敷料。

（4）妥善固定引流管位置及高度。固定要牢靠，并预留一定活动度，防止翻身时牵拉管路、误拔导管，影响治疗。

（5）避免阻塞导管，防止扭曲受压，确保有效引流。

（6）掌握拔管时机，适时拔除引流管；对拔管有困难者，必要时进行脑室腹腔分流术，内引流脑脊液。

胡秀兰

参 考 文 献

1. 姜卫剑, 王拥军, 戴剑平. 缺血性脑血管病血管内治疗手册. 北京：人民卫生出版社, 2004.

2. 王兢, 宫淑芝, 魏勤, 等. 颅内动脉瘤合并脑血管痉挛栓塞术后的观察与护理. 医学影像学杂志, 2007, 17 (12): 1354-1355.

3. 赵建琴. 颅内动脉瘤术后行持续腰大池引流脑脊液的护理. 护士进修杂志, 2008, 23 (10): 906-907.

4. 董可辉, 马宁, 王拥军, 等. 颅内动脉支架植入术后蛛网膜下腔出血的临床转归. 神经损伤与功能重建, 2008, 3（4）：235-237.

5. 杜彬, 姜卫剑, 金旻, 等. 脑动脉狭窄支架成形术后即刻头颅 CT 影像分析. 中华放射学杂志, 2005, 39（5）：39-42.

6. 王桂红, 姜卫剑, 王拥军. 脑高灌注综合征的研究进展. 中国卒中杂志, 2006, 1（5）：378-382.

7. 高峰, 姜卫剑, 杜彬, 等. 症状性颅内动脉狭窄血管内支架成形术围术期脑血管并发症的临床分析. 神经损伤与功能重建, 2008, 3,（6）：288-292.

8. 莫蓓蓉, 曾丽, 刘蓉, 等. 12 例颅内动脉瘤夹闭术后脑血管痉挛的观察与护理. 中华护理杂志, 2005, 40（9）：661-662.

9. 梁国标, 魏学忠, 薛洪利, 等. 1537 例颅内动脉瘤治疗临床分析. 中华神经外科杂志, 2008, 24（5）：352-353.

10. 郭俊双, 师秀红. 电解可脱性弹簧圈栓塞治疗颅内动脉瘤的护理. 护理实践与研究, 2009, 16（9）：39-40.

11. 陈剑红, 孙建红, 方钦伟. 颅内动脉瘤弹簧圈栓塞术患者的术前护理. 护士进修杂志, 2008, 23（18）：1689-1690.

12. 经屏, 张临洪, 徐武平, 等. 血管内支架成形术治疗颈动脉狭窄的 36 例临床观察. 卒中与神经疾病, 2008, 15（6）：160-163.

第三章

脑卒中标准化健康教育

第一节　脑卒中高危人群初级预防教育

　　介于疾病和健康之间的"中间状态"称为亚健康。所谓亚健康状态，多指无临床症状和体征，或者有病症感觉而无临床检查证据，但已有潜在发病倾向的信息，处于一种机体结构退化和生理功能减退的体质与心理失衡状态。针对脑卒中亚健康人群开展初级预防教育，通过早期改变不良的生活方式，积极主动地控制各种危险因素，从而达到使卒中不发生或推迟发生的目的，做到从源头预防非常重要且有效。

一、脑卒中危险因素的识别

（一）明确且可以改变的危险因素

　　1．无症状性颈动脉狭窄　　50%～99%的无症状性颈动脉狭窄者卒中的年发病率大约在1%～3.4%。

　　2．高血压　　高血压是引起脑卒中的最重要的危险因素。国内有研究显示：在控制了其他危险因素后，收缩压每升高10mmHg，脑卒中发病的相对危险增加49%，舒张压每增加5mmHg，脑卒中发病的相对危险增加 46%。

3．心房颤动　非瓣膜病性心房颤动的患者每年发生脑卒中的危险性为 3%～5%，大约占血栓栓塞性卒中的 50%。据美国 Framingham 研究，心房颤动患者发生卒中的危险性与年龄增高呈正相关，50～59 岁发病率为 1.5%，80～89 岁增加至 23.5%。

4．冠心病　心肌梗死后卒中危险性为每年 1%～2%。心肌梗死后 1 个月内卒中危险性最高可达 31%。有冠心病史患者的卒中危险性增加 2～2.2 倍。

5．吸烟　吸烟的近期效应可能会促进狭窄动脉的血栓形成，其远期效应则可能是加重动脉粥样硬化，两者共同增加了卒中发生的风险。吸烟除了可以增加个体脑血栓形成和脑栓塞的发生风险外，对动脉粥样硬化不明显和没有心源性栓子证据的患者而言，可使不明原因卒中的发生风险提高将近 3 倍。

6．镰状细胞性贫血　15%～25% 镰状细胞性贫血患者有发生 TIA/ 卒中的风险。

7．TIA/ 卒中史　TIA 是早期卒中的危险因素，高达 10% 的未经治疗的缺血性卒中患者将在 1 个月内发生再次卒中。高达 15% 的未经治疗的缺血性卒中患者将在 1 年内发生再次卒中。高达 40% 的未经治疗的缺血性卒中患者将在 5 年内发生再次卒中。

8．胆固醇及脂肪异常　总胆固醇每升高 1mmol/L，卒中发生率就会增加 25%。

（二）明确且潜在可改变的危险因素

1．糖尿病　糖尿病是缺血性卒中独立的危险因素，但是严格控制血糖能否降低卒中的危险性尚不明确。2型糖尿病患者发生卒中的危险性增加2倍。

2. 高同型半胱氨酸血症 一般认为（国外标准）空腹血浆半胱氨酸水平在5～15μmol/L之间属于正常范围，≥16μmol/L可定为高半胱氨酸血症。美国研究提出高半胱氨酸血症的人群特异危险度（attributable risk）：男性40～59岁为26%，≥60岁为35%；女性40～59岁为21%，≥60岁为37%。国内有关同型半胱氨酸与脑卒中关系的前瞻性研究或病例对照研究目前可查资料不多，尚需进一步研究。

（三）不可干预的危险因素

1. 年龄 年龄是最重要的卒中危险因素。卒中发病率随年龄增加，55岁后每10年增加1倍。卒中发病率：老年人大于中年人，青年人大于儿童。

2. 性别 男性比女性的卒中发生率大约高30%。但是老年期女性发病率增加有接近男性的倾向。

3. 种族 不同种族的卒中发病率不同，可能与遗传因素有关。社会因素，如生活方式和环境，也可能起一部分作用。非洲裔大于亚洲裔；西班牙裔大于白种人。

4. 家族遗传性 脑血管病家族史是易发生卒中的一个因素。父母双方直系亲属发生卒中或心脏病时小于60岁即为有家族史。

5. 出生低体重 出生体重<2500g者发生卒中的概率高于出生体重≥4000g者两倍以上（中间出生体重者有显著的线性趋势）。

（四）较少证据的危险因素

1. 其他心脏病（如心肌病、卵圆孔未闭） 潜在的心脏病通常引起栓塞性卒中，原因可以是心肌、瓣膜心律失常或间隔缺损。

2. 肥胖 肥胖可以增加高血压、糖尿病及高脂血症等卒中危险因素的发生。一些前瞻性的研究证实肥胖（特别是腹型肥胖）是卒中的独立危险因素。

3. 缺乏体育锻炼 一些前瞻性的研究表明活动水平与卒中的发生呈负相关。体育锻炼的益处在于它直接作用于其他的危险因素，如高血压、糖尿病、血脂水平及血凝。

4. 口服避孕药 / 激素替代疗法 最初的避孕药物（如>50mg 的雌激素）与卒中危险高度相关。高血压及吸烟进一步增加了应用避孕药患者的卒中风险。有证据表明绝经后女性应用激素替代治疗可以轻度增加卒中的风险。

5. 饮酒 / 违禁药物 人群研究证据已经显示，酒精摄入量对于出血性卒中有直接的剂量相关性，但对于缺血性卒中的相关性目前仍然有争议。长期大量饮酒和急性酒精中毒是导致青年人脑梗死的危险因素。同样在老年人中大量饮酒也是缺血性卒中的危险因素。国外有研究认为饮酒和缺血性卒中之间呈 J 形曲线关系，少量或中等量饮酒有保护作用，大量饮酒则使缺血性卒中风险增高。男性每天喝白酒不超过 50ml（1 两，酒精含量<30g），啤酒不超过 640ml，葡萄酒不超过 200ml（女性饮酒量需减半）可能会减少心脑血管

病的发生。而每天饮酒大于 5 个"drink"（1 个"drink"相当于 11～14g 酒精含量）者发生脑梗死的危险性明显增加。酒精可能通过多种机制导致卒中风险增加，包括血压升高、导致高凝状态、心律失常、降低脑血流量等。国内迄今尚无饮酒与脑卒中之间关系的大样本研究报道。

6．高凝状态／炎症　狼疮抗凝物质、抗心磷脂抗体的增高及蛋白 C、蛋白 S 和抗凝血因子Ⅲ缺乏引起的高凝状态与卒中相关。血管的炎性状态可使卒中的风险增加。

7．呼吸暂停综合征　对其他已知的卒中危险因素，如高血压、心律失常及其他心脏疾病有不利的影响。

二、脑卒中早期症状的认识

护理人员应掌握脑卒中的症状及体征，公众应当知晓两个或以上的卒中症状及体征（突发无力、突发言语不清、突发视力障碍、突发头痛、突发头晕），并且应该意识到及时就诊的必要性，能够采取适宜的反应（寻找紧急医疗救护）。

1．脑卒中的常见症状

（1）症状突然发生。

（2）一侧肢体（伴或不伴面部）无力、笨拙、沉重或麻木。

（3）一侧面部麻木或口角歪斜。

（4）说话不清或理解语言困难。

（5）双眼向一侧凝视。

（6）一侧或双眼视力丧失或模糊。

（7）视物旋转或平衡障碍。

（8）既往少见的严重头痛、呕吐。

（9）上述症状伴意识障碍或抽搐。

注意：

（1）当具有脑卒中危险因素（如高血压、心脏病、糖尿病等）者突然出现上述表现时，应高度怀疑脑卒中，立即送往医院。

（2）突然出现神志模糊或昏迷者也要意识到发生脑卒中的可能性，立即送往医院。

2. TIA 预警症状（表 3-1）

表 3-1　TIA 预警症状

典型的 TIA 症状	非典型的 TIA 症状
单侧无力	（若以下症状单独发生，不伴有典型的 TIA 症状）
面部	意识模糊
上肢	意识障碍或晕厥
下肢	头晕或轻微头痛
单侧感觉异常	全身无力或全身感觉症状
失语	双眼视野缺损或视野中出现闪光点
偏盲	大小便失禁
单眼盲	健忘症

注：伴有其他典型 TIA 症状的共济失调、眩晕、失语、构音障碍或部分肢体／面部感觉异常，也符合 TIA 的表现

注意：

（1）TIA 是缺血性卒中最重要的危险因素或临床前期，近期频繁发作的 TIA 是脑梗死的先兆，TIA 患者第 1 年发生脑卒中的危险性最高，在以后 5 年内脑卒中的发

病率可达 35%～75%。

（2）怀疑 TIA 的患者，立即前往医院，由专科医师对其进行评估与治疗。

三、脑卒中危险评估判断方法

1．护理人员掌握脑卒中危险评估判断方法的意义及目标

（1）以促进公众对脑卒中症状的认识。

（2）确定那些未意识到自身风险的卒中高危个体。

（3）评估存在 1 种以上危险因素的个体的卒中风险。

（4）评估个体中病因明确的并且通过适当的干预可以降低的风险。

（5）制定初级预防健康教育计划。

（6）掌握风险程度，制定预防措施。

脑卒中高危人群都应进行卒中风险评估。风险评估工具的使用，可以帮助那些能够从治疗干预中受益和那些可能不会因任一种危险因素而接受治疗的个体。每一种工具都有其局限性，因为没有包括所有的发病危险因素。以下介绍几种常用的最简便快捷的脑卒中危险评估判断方法。

2．FAST 方法　FAST（面部 face，上肢 arm，语言测试 speech）（表 3-2）可以用于卒中或 TIA 的筛查诊断，然而，大多数情况下，就诊时 TIA 患者的症状和体征已消失，FAST 只能作为回顾性检查手段。目前已经证实，FAST 方法可以正确判断 83% 的急性卒中。

表 3-2　FAST 检查

检查项目	口令	观察内容
面部	嘱其微笑	一侧口角有无下垂
上肢	上抬双上肢呈 90°	有无一侧上肢下垂或某侧上肢下垂得快
语言	嘱其说一个简单的句子	有无新的语言障碍；是否结巴，言语含糊，找词困难或命名不能

注：如果上述三项检查有任何一项不能完成，尽早就诊，时间就是大脑

3. ABCD$_2$ 评分（TIA 早期卒中风险预测工具）　ABCD$_2$ 评分（表 3-3）能确定 TIA 患者是否为卒中的高危人群；通常存在单肢无力或言语障碍，尤其是症状持续 1 小时以上者。所有怀疑 TIA 的患者应该进行包括明确卒中风险在内的全面评估，应在治疗的初期就使用 ABCD$_2$ 评分工具进行卒中风险系数评估（表 3-4）。ABCD$_2$ 评分 0～3 分判定为低危人群，4～5 分为中危人群，6～7 分为高危人群。

表 3-3　ABCD$_2$ 评分量表

ABCD$_2$ 评分（总分 0～7 分）	得分
A. 年龄≥60 岁	1
B. 血压≥140/90mmHg	1
C. 临床表现	
单侧肢体无力	2
有言语障碍而无肢体无力	1
D. 症状持续时间	
≥60 分钟	2
10～59 分钟	1
D. 糖尿病：口服降糖药或应用胰岛素治疗	1

表 3-4　根据 ABCD$_2$ 评分预测 TIA 风险程度

ABCD$_2$ 评分	0~3分（低危）	4~5分（中危）	6~7分（高危）
在 TIA 患者中的比例	34%	45%	21%
发生卒中的风险			
2 天	1.0%	4.1%	8.1%
7 天	1.2%	5.9%	11.7%
90 天	3.1%	9.8%	17.8%

4. 卒中风险评分量表　用以预测卒中复发风险的埃森卒中风险评分（Essen stroke risk score，ESRS）是一个简便易于临床操作的 9 分量表。评分分值<3 分则卒中年复发率<4%，是卒中复发的低危患者；评分分值≥3 分则卒中年复发率>4%，为高危患者。ESRS 可以预测稳定期患者或急性期入院患者卒中或复合心血管事件的复发风险，ESRS 是评估患者危险分层并指导用药的理想工具（表 3-5）。

表 3-5　卒中风险评分量表

危险因素或疾病	分数（最高分值9分）
<65 岁	0
65~75 岁	1
>75 岁	2
高血压	1
糖尿病	1
既往心肌梗死	1
其他心脏病（除外心肌梗死或心房颤动）	1
外周动脉疾病	1
吸烟	1
既往 TIA 或缺血性卒中	1

四、脑卒中院前急救护理

院前急救护理指的是患者到达医院前的一系列抢救与护理措施，即把紧急救治护理措施送到患者家中或现场，使患者能在最短时间内接受专业人员的诊治、护理和生命支持，包括给予最基础的生命支持，降低颅压、减轻脑水肿等，使患者病情缓解，疼痛减轻，并发症减少，通过现场紧急处理和转运途中的监护，为进一步治疗提供有利条件。

脑卒中起病急，变化快，死亡率高，入院前能够得到恰当及时的救治是抢救的关键。因此，院前急救护理的发展和完善显得越发重要。

（一）院前急救护理管理

1. 公众层面　需要广泛开展针对公众进行的脑卒中健康教育工作，提高识别脑卒中症状以及联系急救服务的能力。

2. 农村医疗机构　偏远地区及农村地区的医疗中心，应当通过网络与具有卒中专科的医院联系，同时对患者进行快速评估，并协助患者的快速转运。

3. EMS 人员　需要对脑卒中专业人员进行培训和继续教育，能够使用简单的评价工具尽快识别出卒中患者；需要建立一套完整的管理和转运系统；需要建立脑卒中资料库，连续性地收集和分析资料。做到迅速识别脑卒中并优先转运患者。

（二）现场急救护理

脑卒中发生的第一时间，进行正确、及时地抢救是降低患者致残致死风险的关键。现场急救护理以避免时间延误作为主要目标。一些研究表明,大量时间是在院外浪费的,从症状出现到第一次呼救得到帮助,该时间段的延长是导致院前延误的主要原因。

1. 脑卒中发现者的救护

脑卒中的症状判断:突然发生下列情况要考虑可能是脑卒中,患者、家庭成员或旁观者迅速通知紧急医疗救护系统,是减少延误的关键。

(1)突然剧烈头痛,可伴呕吐。

(2)单眼或双眼短暂发黑或视物模糊。

(3)复视或伴有眩晕。

(4)一侧手、脚或面部发麻(木)或伴有肢体无力。

(5)说话舌头不灵活,说话不清楚,甚至不能说话。

(6)口眼歪斜,流口水,饮水呛咳等。

(7)眩晕或伴有恶心呕吐,甚至心慌出汗等。

(8)突然出现意识障碍,跌倒或伴有短时神志不清。

(9)抽搐,大小便失禁等。

(10)嗜睡、昏睡甚至昏迷不醒。

2. 急救方法

当患者单独出现或同时出现多个症状时,必须立即拨打急救电话“120”,同时采取以下措施:

(1)应使患者仰卧,头肩部垫高,呈头高脚低位,以减少头部血管的压力;将头偏向一侧,以防止痰液或呕吐物引起呛咳,或回吸入气管造成窒息。如果患者口鼻中有呕吐物阻塞,应设法抠出,保持呼吸道通畅。如患者未清醒,切忌盲目给患者喂水或饮料。

（2）解开患者领口纽扣、领带、裤带、胸罩，如有义齿也应取出。

（3）如果患者是清醒的，要注意安慰患者，缓解其紧张情绪。宜保持镇静，切勿慌乱，不要哭喊或呼唤患者，避免造成患者的心理压力。

（4）打电话给急救中心时，须告知家庭详细地址、简单叙述病情，让急救医生做好抢救的物品和心理准备。必要时不要放下电话，询问并听从医生指导进行处理。

（5）不要舍近求远，脑卒中患者早期处理一刻千金，必须分秒必争，不要只顾到有名气的医院而延误抢救时间。

（6）在没有医生明确诊断之前，切忌给患者服用药物，如止血剂、安宫牛黄丸等，也包括平时服用的降压药，防止加重病情。在整个运送过程中家属最好尊重急救医师的建议。

（7）搬运患者的正确方法：搬运脑卒中患者，要使用正确的方法，2～3人同时用力，一人托住患者头部和肩部，使头部不要受震动或过分扭曲，另一人托住患者的背部及臀部，如果还有一人，则要托起患者腰部及双腿，3人一起用力，平抬患者移至硬木板床或担架上，放置到有足够空间的车上。不要在搬运时把患者扶直坐起，勿抱起患者或背扛起患者。切忌直接放置患者到自驾车或出租车后座上，因为自驾车和出租车后座太柔软，可能会使患者在运送过程中受到进一步的损害。

（三）急救医疗服务人员救护

发生脑卒中时要启动急救医疗服务体系，使患者得到快速救治,并能在关键的时间窗内获得有益的治疗。脑卒中处理的要点可记忆为"7D":派送(dispatch),检诊(detection),转运(delivery),收入急诊(door),资料(data),决策(decision),药物(drug)。前三个"D"是基本生命支持阶段,后四个"D"是进入医院脑卒中救护急诊绿色通道流程。优先转运卒中患者并提前联系医院,疑似卒中患者应立即转运到最近的设有卒中单元并可提供超早期治疗的医疗中心。边远或农村地区应该考虑直升机转运以增加患者获得治疗的机会。

1. 派送(dispatch) 急救医疗服务系统接到呼救电话后,立即指导自救/互救方法:

(1)开放气道:患者无反应/无意识时,肌张力下降,舌体和会厌可能把咽喉部阻塞,舌又是造成呼吸道阻塞最常见的原因。

(2)下颌向上抬,即舌离开咽喉部,使气道打开。

(3)有自主呼吸,无颈部创伤,仰头抬颌法开放气道。

(4)清除患者口中的异物和呕吐物,一手按压下颌,另一只手的示指抠除异物。调度相应功能的急救车,调度1分钟之内发车,急救车迅速到达现场。

2. 检诊(detection) 医疗急救人员到达现场后应即刻采取如下措施:

(1)检查气道开放和通气情况,查看生命体征。

(2)使用改良早期预警评分量表(modified early warning score,MEWS 评分量表)及格拉斯哥昏迷评分量表(Glasgow coma scale,GCS 评分量表)进行评估,

MEWS≤5 分，GCS>8 分无明显颅内高压者立即转运。MEWS>5 分，GCS≤8 分昏迷或生命体征不平稳者，在有效开放气道（可使用口咽通气道）的基础上，立即给氧，开放静脉通路（生理盐水、甘露醇、降压药）。

（3）进行神经系统评估，评价言语及瘫痪情况，确定卒中发生时间（脑卒中发作时间为患者最后尚正常的时间）。

3. 转运（delivery）

（1）脑卒中患者经过现场急救之后，在以下情况：①患者在急救后生命指征基本平稳；②患者及家属理解合作；③不中断心电监护，密切观察病情，持续治疗、输液条件下送往医院；④流动监护车（MCCU）中具有心电显示器、除颤急救设备和条件，随时可再次急救。尽可能快速、安全地转运到最近的专科医院救治，急救人员必须将脑部急症当做分秒必争的急迫情况处理，如同对待心肌梗死和外伤一样。

（2）现场搬运，一人专门负责搬运患者头部，采用轴线移位把患者整体翻转，即头、肩、躯干同时转动，始终保持在同一个轴面上。急救转运既要快速又要平稳安全，为避免紧急刹车可能造成的损伤，患者体位和担架均应很好地固定。

（3）转送时昏迷、呕吐患者应保持头偏向一侧，禁止来回转动头部；及时清理呼吸道分泌物，保持呼吸道通畅，持续低流量氧气吸入（2～4L/min）。应注意保持患者的身体平衡，严防跌落。转运过程中观察（神志、瞳孔、血压、脉搏、呼吸），持续监护和支持措施。保持静脉通路通畅并持续用药，密切观察患者生命体征变化。

（4）急救信息的联络可通过有线、无线通信等方式建立快捷的信息通道。对危重患者，预先通知脑卒中专科医院做好接受准备，开放绿色通道。

杨 莘 刚婷婷

参 考 文 献

1. 中国卒中杂志编辑部. 国际脑血管病指南. 北京：中国卒中杂志编辑部，2009.
2. 杨莘. 实用神经内科护理及技术. 北京：科技出版社，2008.
3. 饶明俐. 中国脑血管病防治指南. 北京：人民卫生出版社，2007.
4. 王文志，龚涛. 中国卒中一级预防指南2010. 中华神经科杂志，2011，44（4）：282-288.

第二节 脑卒中病房健康教育

在国家卫生和计生委建立的卒中三级预防网中，医护人员应在患者住院期间积极开展二级预防干预，针对其危险因素进行健康教育，改变患者不健康行为，以预防和降低脑卒中的复发。健康教育是卒中单元区别于普通病房的重要特点。患者、家属的健康教育是卒中医疗密不可分的组成部分，应自始至终贯穿于卒中医疗过程中。教育包括提供信息及技能，以及卒中患者及家属所必需的技能知识。

一、评估

评估患者存在的卒中危险因素，现有知识水平，依从性,对知识的接受程度。

二、健康教育内容

(一)疾病基础知识宣教

1. 介绍什么是卒中,其原因如何。

2. 卒中症状及危害。

3. 卒中有关治疗方案。

4. 药物宣教,包括服药原因、如何服药、药物有哪些副作用及药物间相互作用。

5. 何时就诊。

(二)患者和家属应掌握的康复知识

1. 早期康复对患者恢复的重要性。

2. 了解患者是否适合康复训练。

3. 患者和家属积极配合康复师进行康复的必要性。

4. 康复是一个长期的过程。

5. 患者和家属了解康复的基本方法并且在出院后仍能进行训练。

(三)患者和家属应掌握的护理知识

1. 保持健康生活方式。

2. 按时服药,积极治疗引起卒中的危险因素。

3. 卒中患者及家属所必需的技能知识,如尿管、胃管的正确护理方法。

4. 教会偏瘫患者及家属如何翻身及正确穿脱衣服等。

5. 根据患者血压、血糖及血脂等情况指导患者合理饮食。

6. 安全知识宣教。

三、有针对性的健康教育计划

（一）行为改变措施

1. 戒烟　可考虑使用尼古丁替代疗法、安非他酮或去甲替林疗法、尼古丁受体部分激动剂治疗和（或）行为疗法（A 级推荐，I 级证据）。

2. 改善饮食　饮食应低脂肪（特别是饱和脂肪酸）和低盐，并多吃水果和蔬菜（A 级推荐，I 级和 II 级证据）。建议所有超重的缺血性卒中或 TIA 患者应当减肥，维持体重指数在 $18.5 \sim 24.9 \text{kg/m}^2$ 范围内，且女性腰围<88cm，男性腰围<102cm（B 级证据，II 类证据）。医生应鼓励通过平衡热量摄入、体育锻炼及行为辅导等方式控制体重（C 级证据，II 类证据）。推荐每人每日所有来源的盐摄入量依据年龄段分层来确定。$9 \sim 50$ 岁，1500mg 可满足日常需求。$50 \sim 70$ 岁，降至 1300mg，超过 70 岁降至 1200mg。任何年龄段人群每日摄入盐不得超过 2300mg（B 级证据，I 类证据）。

3. 加强常规锻炼（C 级推荐，一级预防的荟萃分析表明缺乏体育锻炼与卒中风险有着密切关系）　具有从事体育锻炼能力的缺血性卒中或 TIA 患者推荐每周 $4 \sim 7$ 天，每天 $30 \sim 60$ 分钟中等强度的体育活动（如快步走、慢跑、骑脚踏车或其他运动锻炼），以降低可以导致卒中复发的危险因素及并发症。针对缺血性卒中致残的患者，推荐在监护下进行治疗性训练（C 级证据，II 类证据）。

4．避免过量饮酒（C 级推荐，一级预防的荟萃分析表明过量饮酒与卒中风险有着密切关系）。

（二）治疗个体化

可以使用行为疗法改善生活方式（如教育或鼓励性辅导）（A 级推荐，Ⅰ级证据）。

（三）提高对医嘱的依从性

提高患者用药依从性是一项很复杂的工作，包括以下一项或几项干预措施：

1．正确的信息来源、监督提醒人员、自我监管、咨询服务以及家庭治疗等（Australian，B 类证据）。

2．尽量降低每日的用药数量（Australian，B 类证据）。

3．通过多种方法提高患者用药的依从性（Australian，C 类证据）。

（四）相关检查指导

相关检查知道包括各项检查前后的注意事项、检查准备等。

1．多普勒超声检查　最基本的参数为血流速度与频谱形态。血流速度增加可表示高血流量、动脉痉挛或动脉狭窄；血流速度减慢则可能是动脉近端狭窄或循环远端阻力增高的结果。脑血管超声和颈动脉超声检查前无特殊准备，尽量穿低领服装。

2．磁共振（MRI）　具有比 CT 更高的组织分辨率，且可直接多方位成像，无颅骨伪影干扰，又具有血管流空效应等特点，使对脑血管疾病的显示率及诊断准确性，比 CT 更胜一筹。检查前应去除金属物品。

3. CT 检查 可显示血肿部位、大小、形态,是否破入脑室,血肿周围有无低密度水肿带及占位效应、脑组织移位等。CT 平扫检查无特殊准备。强化 CT 检查应提前 3 小时停止进食,可适量饮水,并自带水 500ml。高血压患者按时服用降压药,有糖尿病并服用二甲双胍的患者需停药 48 小时(改服用其他降糖类药物),同时携带适量的糖或巧克力以备发生低血糖时食用。

(五)出院计划、护理的转化和综合性的社区护理

1. 住院康复 如果需要住院康复,应在康复卒中单元或普通康复科进行(A 级推荐,Ⅰ级证据)。

2. 出院前需要评估 ①出院前,卒中患者及照料者应该有机会与跨专业治疗小组讨论和确定他们出院后的需要(如身体、情感、社会和经济);②出院前,应对所有患者进行评估,以决定是否需要在出院前进行家访;③必要时应进行家庭评估,以确保患者的安全及与社区的接触(C 级推荐,Ⅰ级证据)。

3. 护理培训 多学科工作成员应在患者出院前,对看护人进行培训。包括:①个人护理技巧、沟通方式、身体护理技术、持续预防其他卒中等相关问题(B 级推荐,Ⅱ级证据);②安全吞咽和适当的饮食调节。

4. 护理计划 ①卒中患者、看护人员、大部分医生和社区护理服务提供者应当加入到多学科团队中,共同制定护理计划;②出院后,应按护理计划执行,并列出主要的医疗计划,包括自我管理策略,提供设备和支持服务,门诊预约。

5. 出院计划 ①制定出院计划是急性卒中患者整

个出院流程的一部分（D级推荐，Ⅲ级证据）；②全科医生、基层医疗保健人员和社区服务提供者应在患者出院前尽早了解患者的出院计划和出院后管理。

6.社区康复　无论在医院门诊，日间医院或者在社区内，康复的效果类似，应对所有需要的患者提供康复治疗（A级推荐，Ⅰ级证据）。

7.出院后支持　①出院后，医护人员应该与所有卒中幸存者和看护人员进行接触并提供教育（C级推荐，Ⅱ级证据）。②应该为卒中患者及看护人员提供一个联络人（在医院或社区），以帮助解决出院后的任何疑问（D级推荐，Ⅰ级和Ⅱ级证据）。

（六）健康教育效果评价

患者和家属住院应掌握的卒中治疗内容。

1.院前治疗是及时提供卒中治疗的基础。应促进患者和家属认识出现卒中症状后立即治疗的重要性。

2.TIA的患者由于没有意识到TIA是脑梗死最重要的危险因素，因而处于非常危险之中。10%的TIA患者在1个月内发生卒中。因此，应该教育患者认识到TIA的重要性。服用适宜药物防治卒中复发。

3.卒中最重要的表现包括一侧肢体麻木无力、语言不清、头痛、头晕、口角歪斜等。如果以上症状和体征持续时间超过10分钟，患者应当立即拨打急救电话或立即到最近的急诊室。

4.教育患者发生卒中时能及时溶栓是非常重要的。

5.强调卒中是医疗急症，尽可能地早期到达医院。

6.患者能够掌握卒中危险因素。

7. 有肢体偏瘫、语言障碍的患者能够掌握到提供康复训练服务的医疗机构学习康复训练的方法。

附：TIA/卒中的二级预防跨学科团体工作

评估 随访日期：	目标/行动计划		注释
当前正在使用药物： _____ 药物过敏史：无□ 有□ _____ 如果有请详细说明： 阿司匹林 □ 氯吡格雷 □ 阿司匹林和缓释双嘧达莫制剂 □ 华法林 □ 其他：	依从性： □ 良好（99% 服药率） □ 好（每周少服一次） □ 差（每周漏服1种或多种药物） □ 不确定 □ 目前未服用药物 哪些因素可以使您难以规律的服用药物： □ 药物无效 □ 经济负担 □ 教育欠缺 □ 其他（详细说明）：		
	目标： □ 遵医嘱规律服药 □ 懂得为什么服药	行动计划： □ 温习药理学 □ 确认患者有服用药物 □ 片剂/胶囊盒	
危险因素： □ 身高：_____ □ 体重：_____ □ BMI：_____ （目标：18.5～24.9kg/m²） 腰围：_____ 当前是否参照 CDA 饮食指南： 无 □ 有 □ 如果无，请详细说：____	目标： □ BMI（18.5～24.9kg/m²）腰围： □ <88cm 女性 □ <102cm 男性	行动计划： □ 设立减肥目标 □ 加拿大饮食指南 □ 控制饮食 □ 参考营养分类 □ 咨询营养学家 □ 规律锻炼 □ 其他	

评估 随访日期：	目标 / 行动计划		注释
高血压（目标 <140/90 mmHg）： 否 □ 是 □ （间隔 2 分钟测 3 次） BP#1_____ BP#2_____ BP#3_____ 立位_____ 家庭监测： 否 □ 是 □ 结果：_____	目标： 控制血压 <140/90 mmHg 糖尿病患者： 控制血压 BP<130/80 mmHg	行动计划： □ 再次学习家庭血压监测 □ 再次学习"居家测血压" □ 考虑 24 小时血压监测 □ 药物依从性的教育	

评估 随访日期：	目标 / 行动计划		注释
血脂异常 （目标：LDL<2.5mmol/L， TC/HDL<4）： 否 □ 是 □ LDL_____ TC/HDL_____ 记录：_____	目标： LDL<2.0mmol/L TC/HDL<4	行动计划： □ 健康饮食 □ 咨询营养师 □ 开始药物治疗	
糖尿病：□ 否 □ 是 1 型 □ 2 型 □ 家庭血糖监测： □ 否 □ 是 结果：_____ 指血糖：（目标 4～7mmol/L）_____ 糖化血红蛋白 A1C（目标<7%）_____	目标： □ 指血糖和糖化血红蛋白 A1C 稳定在正常范围内	行动计划： □ 减肥 □ 规律锻炼 □ 糖尿病手册 □ 家庭血糖监测 □ 参考糖尿病培训计划 □ 开始药物治疗	

续表

评估 随访日期:	目标/行动计划		注释
心房颤动:□ 否 □ 是 新发 □ 慢性 □ 阵发性□ 不明□ 华法林(INR 2~3) □ 否□ 是 其他:_____	目标: □ 在房颤存在时最大限度减少心血管栓塞时间	行动计划: 宣教参考:华法林 & 常规 INR 检查 宣教参考:影响疗效的饮食因素 INR/ 药物	
心脏病史:□ 否 □ 是 胸痛:无 □ 有 □ 静息时 □ 活动时 □			
颈动脉疾病: 狭窄程度:左___右___		行动计划: □ 参考适当的血管内治疗	

王 玲 刚婷婷

参 考 文 献

1. 中国卒中杂志编辑部. 国际脑血管病指南. 北京:中国卒中杂志编辑部, 2006.

2. 中国卒中杂志编辑部. 国际脑血管病指南. 北京:中国卒中杂志编辑部, 2007.

3. 中国卒中杂志编辑部. 国际脑血管病指南. 北京:中国卒中杂志编辑部, 2009.

4. 饶明俐. 中国脑血管病防治指南. 北京:人民卫生出版社, 2007.

5. 杨莘. 实用神经内科护理及技术. 北京:科学出版社, 2008.

6. 杨莘. 神经疾病特色护理技术. 北京:科学技术文献出版社, 2008.

7. 孙宁玲. 中国高血压患者自我管理标准手册. 北京:中国轻工业出版社, 2008.

第三节　脑卒中预防复发的行为干预

一、脑卒中患者及照顾者依从性及知识水平评估

（一）脑卒中患者及照顾者依从性的评估

1. 依从性概念　依从性（patient compliance/treatment compliance）也称顺从性、顺应性，指患者按医生规定进行治疗、与医嘱一致的行为，习惯称患者"合作"；反之则称为非依从性。依从性可分为完全依从、部分依从（超过或不足剂量用药、增加或减少用药次数等）和完全不依从三类。

2. 脑卒中患者及照顾者依从性评估

（1）患者依从性评估：病情、自我照顾能力、文化程度、接受能力、经济情况。

（2）照顾者依从性评估：身份（与患者关系）、文化程度、接受能力、知识水平。

（二）脑卒中患者及照顾者知识水平评估

1. 评估患者/照顾者是否知道脑卒中的症状。

2. 评估患者/照顾者是否知道脑卒中的危险因素及自身存在哪些危险因素。

3. 评估患者/照顾者是否知道脑卒中发生后的急救措施。

4. 评估患者/照顾者是否知道控制血压与脑卒中的关系。

5. 评估患者/照顾者是否知道控制血糖与脑卒中的

关系。

6. 评估患者／照顾者是否知道控制血脂与脑卒中的关系。

7. 评估患者／照顾者是否知道合理膳食与脑卒中的关系。

8. 评估患者／照顾者是否知道戒烟限酒与脑卒中的关系。

9. 评估患者／照顾者是否知道适量运动与脑卒中的关系。

10. 评估患者／照顾者是否知道控制体重与脑卒中的关系。

11. 评估患者／照顾者是否知道脑卒中常用药物使用注意事项。

12. 评估患者／照顾者是否知道脑卒中的治疗原则。

二、行为干预方法

脑卒中是一种发病率高、病死率高、致残率高的疾病。随着人们生活水平的提高，不良习惯的增加，脑血管病的发病率不断上升，也在不断地年轻化，严重威胁着人类的生命和健康。其主要病因和危险因素，除了遗传和环境因素外，以生活方式问题居多，针对这些问题的控制，简单的健康教育难以奏效，采取有效的行为干预措施是切实可行并行之有效的方法。

（一）行为干预方法

1. 恐惧唤醒法　　激发危机意识或紧张心理，促进态度行为改变。

（1）当人们对某一问题处于无知或知之不多的情况下时，此法可引起警觉，提高反应能力和思考能力，促进态度转变。选用反面材料时应实事求是，不能夸大事实，在说明危害时，要指出这类危害是可以预防和避免的。

（2）当某人对某一健康问题已处于高度紧张状态时，再给以恐吓性信息，会使其采取回避态度，降低理智思考、采取正确行为的能力。此时应提供积极性信息，使其了解危害因素的可控性及可预防性，提供指导性信息及解决问题的方法，从而降低其恐惧心理，激发保健行为。

2．论证法　以一定的理由为依据，向对方证明自己观点的真实性、正确性和必要性。

（1）直接证明：运用事实和道理作依据，证明某个观点的正确性和真实性。

（2）间接证明：用反驳的方法证明某观点不对。

（3）归谬法：不直接反驳，而假设对方观点有道理，由此引出荒谬结论，令对方心甘情愿改变观点。

3．人际效应法　动之以情，寻找其最牵挂的人或事。

（二）行为干预方法实践

1．卒中相关知识的宣教　与西方国家相比，我国脑血管病的发病率和死亡率明显高于心血管疾病，一个不容忽视的原因是很多人缺乏科学的防病保健知识，养成了不健康的生活方式。要重视对脑卒中恢复期患者和家属的健康宣教和康复指导，提高脑卒中恢复期患者对康复的认知。系统规范的健康教育可以使患者对脑卒中有一个比较正确、客观的认知和评价，提高患者对治疗的依从性，改善生活质量。避免采用单一的说教式，可采用图片、广播、科普书、墙报壁报、光盘、健康大讲堂等形式进行知识的普及。同时要因人施教，对文化程度低的患者，以康复方法和注意事项为主，并注意增加教育的频次和延长教育的时间；对文化程度高的患者从脑卒中危险因素、脑卒中的诱因、脑卒中的先兆、并发症的预防、不适症状的处理、肢体语言的康复、安全用药、健康饮食、心理健康、生活注意事项等多方位进行教育，教育的形式可以多样化，以满足不同文化层次患者的需要。

2．康复娱乐互动式活动　脑卒中恢复期患者参与能力明显不足，也说明了脑卒中恢复期患者由于运动功能障碍而影响了其社会参与能力，不利于疾病的康复。所以应为患者提供方便的康复环境，定期组织团体康复娱乐活动，使脑卒中后有心理障碍的患者走出抑郁状态，消除孤独，积极地参与康复治疗。采用互动式活动强化健康行为，如居家测血压方法演示讲座，社区患者联谊会，对常见问题进行交流解答，由态度积极的患者自述经历带动其他患者。

3．促进不良生活方式的改善　针对态度消极患者，可采用趣味性更强的参与型活动，如厨艺大赛，通过对食物的品评，侧面提示健康合理饮食的重要性，促进患者改善不良的生活方式。

4．评价　采用随访式方法，定期对患者的行为干预执行情况及效果进行评价。

（1）制定家庭访视时间。由管床医生及护士组成访视小组，定期为患者上门服务及家庭现场康复护理指导。

（2）建立患者个人档案。每次家庭访视后都有详细记录，并将资料存档保存。

（3）家庭访视内容：①全面评估患者的整体情况和健康需求，包括家庭环境、家庭成员情况、患者的饮食、治疗、排泄、自理能力、心理状态、有无其他躯体疾病及并发症。对健康知识的了解程度以及测定患者对家庭访视护理的需求程度；跟踪患者原来存在的问题是否得到改善，并现场评估有无新的问题出现；②根据不同的个体及家庭环境，制定适合患者的康复计划，如洗脸、穿衣、吃饭、如厕等自理能力的训练，给予督促指导，采取针对性护理措施；③与患者家属沟通，了解患者的遵医行为，了解患者及家属掌握疾病相关知识、危险因素及自我护理技能的情况，不良生活方式的改进情况，予以指导和纠正，直至掌握为止；④了解患者心理需求，让家属子女多关心患者，鼓励患者多沟通、多交流，参加力所能及的社区活动，使其得到有效的家庭、社会支持。

（4）评价疾病相关知识知晓率、主动参与功能锻炼情况。

三、个体化健康行为推荐执行方案

指导患者进行自我评价，根据自身的危险因素及不良生活方式选择适宜的干预措施（详见本章第一节）（表

3-6～表 3-10），并定期（每月）进行干预后效果评价。

表 3-6　个体化健康行为推荐执行方案

（自我评价表）

不良生活方式及危险因素	原有状态	执行干预措施后自评改善效果					
		第1个月	第2个月	第3个月	第4个月	第5个月	第6个月
高血压							
糖尿病							
心脏病							
吸烟							
饮酒							
肥胖							
缺乏体育锻炼							
饮食营养不合理							

表格填写方法

1. 评估自身存在哪些不良生活方式及危险因素，在"原有状态"中填写，例如：

（1）高血压患者填写目前血压水平，是否坚持治疗及用药情况。

（2）糖尿病患者填写目前血糖水平，是否坚持治疗及用药情况。

（3）心脏病患者填写目前不适症状，是否坚持治疗及用药情况。

（4）吸烟患者填写每日吸烟情况。

（5）饮酒患者填写每日饮酒情况。

（6）肥胖患者填写目前体重指数及腰围。

（7）缺乏体育锻炼患者填写目前锻炼的种类、时间、频率。

（8）饮食营养不合理患者填写目前饮食嗜好。

2. 评估执行干预措施后改善效果，定期就自身的不良生活方式及危险因素情况进行再评。与原有状态进行比较，评价干预效果。

表3-7 对可干预行为危险因素的推荐

危险因素	推荐	证据等级
吸烟	应坚决劝告所有发病前1年内吸烟的缺血性卒中或TIA患者戒烟	I级推荐，B级证据
	避免被动吸烟	IIa级推荐，C级证据
	心理咨询，尼古丁制剂以及口服戒烟药物有助于戒烟	I级推荐，A级证据
饮酒	大量饮酒的缺血性卒中或TIA患者应戒酒或减少饮酒量	I级推荐，C级证据
	可以考虑少量到中等量饮酒，男性≤2杯/天，非妊娠期女性1杯/天。[1杯的标准是：350ml的啤酒（5%酒精浓度）；5盎司（150ml）白酒（12%酒精浓度）；50ml酒精饮料（40%酒精浓度）]	IIb级推荐，B级证据
肥胖	所有超重的缺血性卒中或TIA患者可考虑减肥，目标BMI维持在18.5~24.9kg/m²，女性腰围<88cm（35英寸），男性<102cm（40英寸）。临床医生应通过适当的热量摄入、体力活动和行为辅导来鼓励患者管理体重	IIa级推荐，B级证据
体力活动	对于能够进行体力活动的缺血性卒中或TIA患者，几乎每天都进行至少30分钟的中等强度锻炼有可能会减少使卒中复发风险增高的危险因素和伴随疾病。对于遗留残疾的缺血性卒中患者，推荐在监督下进行治疗性锻炼方案	IIb级推荐，C级证据

表 3-8　对可干预血管危险因素的推荐

危险因素	推荐	证据等级
高血压	推荐缺血性卒中患者在超早期以后进行降压治疗以预防卒中复发和其他血管事件	I 级 推 荐，A 级证据
	由于无论患者是否有高血压病史都能从中获益，因此，应考虑将这一推荐用于所有缺血性卒中和 TIA 患者	IIa 级推荐，B 级证据
	尚未确定血压水平和降低值的绝对目标应个体化，但血压平均下降约 10/5mmHg 是有益的，JNC-7 定义的正常血压为<120/80mmHg	
	一些生活方式的改变可降低血压，应将其作为综合性抗高血压治疗的一部分	IIa 级推荐，C 级证据
	最佳用药方案尚不确定；然而，现有的资料支持用利尿药和利尿剂与 ACEI 联合应用	I 级推荐，A 级证据
	具体药物和降压目标的选择应在回顾性资料和考虑患者具体情况（入颅外脑血管闭塞性疾病、肾功能不全、心脏病和糖尿病）的基础上个体化	IIa 级推荐，B 级证据
糖尿病	对糖尿病患者应更严格的控制血压和血脂	I 级 推 荐，B 级证据
	尽管所有主要类型的降压药都适用于控制高血压，但大多数患者需要用 1 种以上的降压药物。ACEI 和 ARB 在延缓肾病进展方面更有效，因此推荐作为糖尿病患者的首选治疗药物	I 级 推 荐，A 级证据
	对于患有缺血性卒中或 TIA 的糖尿病患者，推荐降血糖控制在接近正常水平以减少微血管并发症	IIa 级推荐，B 级证据
	目标糖基化血红蛋白 A1c 应≤7%	I 级推荐，A 级证据
胆固醇	对于胆固醇增高、合并冠状动脉疾病或存在动脉粥样硬化证据的缺血性卒中或 TIA 患者，应根据 NCEPIII 指南进行处理，包括生活方式改变、饮食指导、药物推荐	I 级 推 荐，A 级证据
	推荐给予他汀类药物，CHD 或有症状动脉粥样硬化疾病患者的降胆固醇目标为 LDL-C<2.58mmol/L（100mg/dl），存在多个危险因素的极高危患者为<1.81mmol/L（70mg/dl）	IIa 级推荐，B 级证据

危险因素	推荐	证据等级
胆固醇	推测其病因为动脉粥样硬化但先前无他汀类药物治疗指征（胆固醇水平正常、无合并CAD、无动脉粥样硬化的证据）的缺血性卒中或 TIA 患者，给予他汀类药物以降低血管事件风险是合适的	Ⅱb 级推荐，B 级证据
	对于 HDL-C 水平较低的缺血性卒中或 TIA 患者，使用烟酸或吉非贝齐治疗	
代谢综合征	如果患者筛查后发现有代谢综合征，处理措施应当包括劝说改变生活方式（饮食、锻炼和减轻体重），以减少血管疾病风险	Ⅰ级推荐，C 级证据
	代谢综合征患者的预防措施应当包括合理治疗综合征的各个成分，它们也是卒中危险因素，特别是脂代谢紊乱和高血压	Ⅰ级推荐，A 级证据

表 3-9 其他指南的建议

因素	目标	推荐
吸烟	戒烟 避免环境吸烟（被动吸烟）	强烈鼓励患者及家属戒烟，尽可能提供咨询，尼古丁替代以及正规计划
糖尿病	改善血糖控制 治疗高血压 考虑他汀类药物	通过饮食、口服降糖药和胰岛素控制血糖。参见指南和方针声明
无症状颈动脉狭窄	—	对劲动脉狭窄≥60% 并且 <100% 的患者可以考虑颈动脉内膜切除术，由外科医生进行，并且可以保证死亡率<3%。选择患者应根据病情，期望寿命，患者选择以及个体因素。无症状的颈动脉狭窄患者应对卒中的其他可治疗的危险因素进行全面评估

续表

因素	目标	推荐
镰状细胞病	经颅多普勒监测SCD患儿血管并发症的发生	对确诊的患儿进行输血治疗
体力活动	每天≥30分钟中等强度的体力活动	鼓励适当的锻炼（比如快走、慢跑、骑脚踏车以及其他有氧运动） 对高危患者（如心脏病）制定医学指导的计划，并根据患者的体格/神经方面的缺陷制定适当的计划
膳食/营养不足	平衡膳食	每餐包含适量水果和蔬菜可以降低卒中的风险
酗酒	适度	男性饮酒每天不多于2杯，非妊娠妇女饮酒每天不多于1杯。1杯的标准是：350ml的啤酒（5%酒精浓度）；5盎司（150ml）白酒（12%酒精浓度）；50ml酒精饮料（40%酒精浓度）
药物滥用	停止	所有患者都应将药物滥用史作为全面评估的一部分
口服避孕药	在高危患者中避免	对于抽烟、有偏头疼、年龄≥35岁或者有血栓病史者应告知其卒中的风险，并鼓励其选择其他的节育措施
睡眠障碍性呼吸	有效治疗	对打鼾、过度睡眠，有血管危险因素，尤其是体重指数$>30kg/m^2$和药物耐受的高血压患者考虑睡眠实验室检查

表3-10　中国脑血管病防治指南——危险因素干预治疗建议（综合表）

因素	目标/措施	建议
高血压	收缩压<140mmHg 舒张压<90mmHg	经常测量血压。一般成人每隔2年至少测量1次，≥35岁者每年测量1次，高血压患者每2～3个月应至少测量1次

因素	目标／措施	建议
		改变生活方式,控制体重,加强体育锻炼,嗜酒者应减至适量,减少食盐摄入,多吃蔬菜、水果、低脂乳制品。生活习惯改变后 3 个月,如果血压≥140/90mmHg,或如果最初血压≥180/100mmHg,加抗高血压药物。根据患者的其他特点给予个体化治疗(参见中国高血压防治指南)
吸烟	戒烟	强烈劝说患者及家属戒烟。提供忠告,介绍有效的、可行的戒烟方案
糖尿病	控制血糖并治疗高血压	饮食控制,口服降糖药物或用胰岛素(参见中国糖尿病防治指南)
颈动脉狭窄	提高手术治疗比例	颈动脉狭窄>70% 的患者,有条件时可以考虑选择性地进行颈动脉内膜切除术或血管内介入治疗,但必须根据联合致病条件、患者的要求和其他个体因素慎重选择手术患者。对无症状性颈动脉狭窄患者应首先考虑用抗血小板等药物治疗
心房颤动		
年龄<65 岁没有危险因素[#]	积极抗栓治疗	阿司匹林(50~300mg/d)
年龄<65 岁,有危险因素[#]		华法林(目标 INR：2.5,范围 2.0~3.0)
年龄 65~75 岁,没有危险因素[#]		阿司匹林或华法林
年龄 65~75 岁,有危险因素[#]		华法林(目标 INR：2.5,范围 2.0~3.0)
年龄>75 岁,有或没有危险因素[#]		华法林(目标 INR：2.0,范围 1.6~2.5)
血脂异常		
初始评价(无 CHD)	综合教育	
TC>220mg/dl	必要时药物治疗	

续表

因素	目标/措施	建议
TG>150mg/dl		
HDL<35mg/dl		
LDL 评价	LDL<160mg/dl	改变饮食结构（或药物治疗），1~2 年内复查血脂各项
无 CHD 和<2 个 CHD 危险因素*	LDL<130mg/dl	改变饮食试验 6 个月，如果 LDL 仍≥190mg/dl, 则药物治疗
无 CHD 但>2 个 CHD 危险因素*	LDL<100mg/dl	改变饮食试验 6 个月，如果 LDL 仍≥160mg/dl, 则药物治疗
确定有 CHD 或其他动脉粥样硬化性疾病		第二步饮食试验 6~12 周，如果 LDL 仍≥130mg/dl, 则开始药物治疗
缺乏体育锻炼	每天≥30 分钟的适度体力活动	适度的运动（如散步、慢跑、骑脚踏车，或其他有氧代谢健身活动）；制订高危患者（如冠心病）的医疗监督方案和适合于个人身体状况或神经功能缺损程度的锻炼方案
饮食营养摄入不合理	全面的健康食谱	提倡多吃蔬菜、水果、谷类、牛奶、鱼、豆类、禽和瘦肉等，使能量的摄入和需要达到平衡。改变不合理的膳食习惯，通过摄入谷类和鱼类（含不饱和脂肪酸）、蔬菜、豆类和坚果以减少饱和脂肪（<10%/d 总热量）和胆固醇（<300mg/d）的摄入量。限制食盐摄入量（<8g/d）
饮酒	适度	饮酒者应注意控制酒量，男性一般每日喝白酒<50ml（1 两）/d，啤酒不超过 640ml（1 瓶）/d，或葡萄酒<200ml（4 两）/d 为宜；女性饮酒者量减半；建议不喝酒者不要饮酒
药物滥用	禁止	对所有患者来说，询问有无药物滥用史都应该是完整的健康评价中的重要内容

第四节　脑卒中患者常用药物及用药指导

一、抗血小板治疗药物

（一）阿司匹林

阿司匹林在缺血性卒中的一级预防中具有重要的地位（唯一循证医学证据的抗血小板药物）。阿司匹林能在一定程度上降低卒中的再发，但大剂量与小剂量阿司匹林在预防血管性事件方面效果相似，大剂量阿司匹林使胃肠道出血风险增高，美国 FDA 推荐的剂量为一日 50～325mg。

1. 服药时的指导

（1）应与食物同服或用水冲服，肠溶缓释片应整片以水吞服，不可嚼碎或掰开服用。因可致结晶尿，用药期间应尽量多饮水。

（2）勿与糖皮质激素长期或大剂量同时服用。

（3）只能鼻饲给药的患者，因肠溶片不可研服，可以采用散剂或泡腾片。

（4）不要私自增大剂量，更换厂家、药物剂型及规格。

（5）长期用药可应用肠溶衣型或缓释型，以减少胃黏膜局部损伤。与食物同服可减少胃黏膜刺激。

（6）如果要预防因阿司匹林造成的胃肠出血，可预防性服用抑酸药和胃黏膜保护剂，如法莫替丁。

（7）避免高嘌呤饮食（如动物内脏、沙丁鱼、凤尾鱼、带鱼、蚶、蛤、鸡汤、肉汤等）。

（8）避免饮酒及吸烟。

2. 服药后的监测　监测肝肾功能、血小板，中毒变化，注意出血，与其他非甾体抗炎药有交叉过敏，一般患者可以每月监测1次。

3. 服药后的指导

（1）用药期间感冒、发热时，注意所选药物中是否含有布洛芬、对乙酰氨基酚、双氯芬酸钠、吲哚美辛等成分，或如果不能确定，须咨询医生或药师后再决定是否使用。

（2）腹泻时，首先要确定是否有食物中毒等其他肠道本身的疾病，如果是肠炎，可对症服用止泻药，如蒙脱石散（思密达）和小檗碱等。如果是阿司匹林引起的腹泻，且排除高血压、冠心病、脑梗死等疾病，可暂时停用，如果必须用，可换用氯吡格雷。

（3）服用阿司匹林可引起肠蠕动减弱造成顽固便秘，必要时停药或者换用其他类似药物；改善饮食结构，多吃高纤维食物以促进排便；使用口服或外用的通便药物如口服果导、外用开塞露等。

4. 指导患者就诊时告知医生

（1）现在使用的其他非甾体类消炎药、抗酸药、口服抗凝药、碳酸酐酶抑制药、糖皮质激素、胰岛素或口服降糖药及甲氨蝶呤。

（2）患有的消化性溃疡、活动性溃疡及其他原因引起的消化道出血，血友病或血小板减少症、哮喘、出血体质、怀孕及哺乳。

（二）氯吡格雷

氯吡格雷与阿司匹林相似，在预防血管性事件方面优于阿司匹林，对高危患者（曾发生脑卒中、外周动脉疾病、症状性冠状动脉疾病或糖尿病），其效果可能更明显。

1. 服药时的指导

（1）每天口服 1 次。可与食物同服，也可单独服用。

（2）用药期间应限制饮酒，因为它可以加重本药的某些不良反应，特别是消化道出血。

（3）可引起嗜睡，从事驾驶或操作机械时应慎用。

2. 服药后的监测　服用氯吡格雷时不可擅自服用其他抗血小板聚集药物。用药前后及用药时应遵医嘱定时监测白细胞、血小板计数和大便隐血试验，发现紫癜、淤血、血尿、鼻出血、眼出血、胃肠道出血等，应暂停给药并立即报告。

3. 服药后的指导

（1）用药后可能出现胃痛、腹泻、头痛或者眩晕；用药后很少出现黑便、呕吐"咖啡样"物、胸痛、水肿、异常的出血或者淤伤；用药后如出现发热、持久的咽喉疼痛、情绪异常改变、视力异常或者晕厥及过敏反应，应立即告诉医生。

（2）氯吡格雷与阿司匹林都是抗血小板药，因作用机制不同，具用协同作用。根据患者的病情联合应用，抗血小板聚集作用虽然增强了，但同时可能增加胃肠道出血的潜在危险性，应注意监测凝血功能，警惕牙龈出血、鼻腔出血、皮下出血、黑便、柏油便等出血症状，出现以上出血时应暂停以上药物,速来医院复查。

（3）择期手术患者应于术前 1 周停止使用本药。未经医生或药师的同意,不要自行用药或停药

4. 指导患者就诊时告知医生

（1）告诉医生您可能使用的所有非处方药和处方药,特别是阿司匹林、华法林、肝素、苯妥英钠、他莫昔芬、氟伐他汀、大蒜、丹参等。

（2）告知医生服药后的过敏反应、溃疡、异常的出血或者血液疾病、严重的外伤、近期的手术、肝脏疾病及是否怀孕。

二、抗凝治疗药物

华法林

华法林是一种维生素 K 拮抗剂,能预防和治疗静脉血栓和肺栓塞,适用于具有脑卒中高危因素的心房颤动患者。

1. 服药时的指导　富含维生素 K 的食物能降低抗凝药的效果,如动物肝脏、甘蓝、菠菜、西芹、圆白菜、豆奶、绿茶。中草药也影响华法林的作用,丹参、当归、红花等能够增强华法林的抗凝作用,西洋参、人参、枸杞等可减弱华法林的作用。因此服用华法林的患者最好少吃以上食物,或在服药期间询问医生,遵医嘱定量食用。为了维持华法林抗凝疗效的稳定,患者有必要保持饮食结构的相对平衡,服药期间不要随意调换蔬菜的种类和数量。

2．服药后的监测　开始用药时患者应坚持每周至医院查 INR，并根据 INR 值调整华法林用量（INR 控制在 2.0～2.5，不要超过 3.0）；待剂量稳定后，遵医嘱调整至 2 周～1 个月监测 1 次。

3．服药后的指导

（1）如若患者出现齿龈不明原因大量出血、鼻出血，皮下淤血、瘀斑，黑便，呕血（或呕咖啡色液体）等情况时立即就诊。

（2）注意避免剧烈运动及情绪波动，老年患者注意控制血压，避免外伤磕碰。

（3）华法林可与许多药物发生相互作用，故加用或停用任何药物时，应更密切地监测国际标化比值（INR）。

（4）滥用抗生素和排毒洗肠保健法，破坏肠道菌群平衡，容易造成维生素 K 的缺乏，如果使用华法林，也容易导致出血。

（5）腹泻、呕吐可影响药物吸收，心力衰竭或原发性肝脏疾病均可减少维生素 K 合成，同时降低华法林的代谢率，华法林的用量应遵医嘱减少。

4．指导患者就诊时告知医生　多种药物与华法林合用会出现增加或减弱其抗凝作用的情况，就诊时应告知医生是否正在服用以下药物。

（1）增加华法林抗凝作用：链激酶、尿激酶、阿司匹林和非甾体类抗炎药，广谱抗生素、磺胺类药物、西咪替丁、乙醇、苯妥英钠、氯丙嗪、苯海拉明、丙硫氧嘧啶、苯乙双胍。

（2）降低华法林抗凝作用：利福平、苯巴比妥、维生素 K、口服避孕药、雌激素和肾上腺皮质激素。

三、降压治疗药物

（一）降压药物的分类及作用

1. 利尿剂　利尿剂包括强效利尿剂（吲哒帕胺、氢氯噻嗪）和保钾利尿剂（螺内酯）。强效利尿剂的机制是增加尿量以减少体内的液体总量，消除手足水肿、治疗高血压。

2. 扩张血管药　扩张血管药包括 α 受体阻滞药（特拉唑嗪、多沙唑嗪）和钙离子拮抗剂（硝苯地平控释片、缓释片、非洛地平缓释片、尼卡地平缓释胶囊、氨氯地平）。钙通道阻滞剂通过对钙的阻滞而使血管舒张发挥降压作用。

3. 抑制血管收缩药　抑制血管收缩药包括 ACEI 类（卡托普利、西拉普利、贝那普利、福辛普利、依那普利）和 ARB 类（氯沙坦、缬沙坦、厄贝沙坦）。ACEI 类药物通过防止血管收缩来达到降压目的。

4. 减低心脏负荷药　减低心脏负荷药主要是 β 受体阻滞药（美托洛尔、比索洛尔、阿替洛尔、普萘洛尔）。β 受体阻滞药物主要通过降低心脏负荷，降低血压。

（二）注意事项

1. 利尿剂

（1）服药时的指导：①由于利尿剂增加尿量，最好白天尽早服用，避免睡前服用；②本品可与食物或牛奶同时服用，以减轻胃部不适；③用药期间应建议食用钾含量高的食品或饮用钾含量高的液体，如柑橘汁、香蕉、番茄、甜瓜和葡萄干以防止低钾。含有钾的食盐代用品也是有用的。

（2）指导患者就诊时告知医生：现在使用的锂剂、地高辛、口服降糖药、阿司匹林或非甾体类抗炎药（如布洛芬、萘普生）。

2. 保钾利尿剂

（1）服药时的指导：使用含钾产品（盐制品或补钾药）或大量含钾食物（如香蕉、土豆）前，应咨询医生或药师。

（2）服药后的监测：老年患者、肾脏病、糖尿病或其他病情严重者服用保钾利尿剂时应密切监测血钾浓度。

（3）指导患者就诊时告知医生：现在使用的其他利尿药（如阿米洛利和氨苯蝶啶）、锂剂、地高辛、补钾药、环孢霉素、ACEI 类（如赖诺普利、卡托普利、依那普利、福辛普利）。阿司匹林可降低螺内酯的药效。一些非处方药中含有阿司匹林，当不清楚要服用的非处方药中是否含有阿司匹林时应咨询药师。

3. α受体阻滞剂

（1）服药时的指导：①在每天同一时间服药；②第一次服药安排在睡前，以减少眩晕或昏厥的发生；③服药期间应限制饮酒，防止体温过高，因为这些可以增强头昏和嗜睡的不良反应；从事需要高度集中精力的工作如驾驶或操作机器时，应慎用。

（2）服药后的指导：①在刚开始服药的初始几天，由于身体对药物有一个适应过程，可能会出现眩晕、嗜睡、头昏、头痛、便秘、食欲下降、口干、疲乏、鼻塞、视物模糊、眼睛干涩或睡眠障碍,如果上述症状持续存在或加重,应告诉医生;②为避免出现眩晕,从坐位或卧位站起时动作应缓慢,特别是在刚开始用药或改变药物剂量时尤其应当注意。

4. 钙通道阻滞剂

(1)服药时的指导:①服用钙通道阻滞剂,除特殊要求外,最好空腹服用,也可以和食物一起服用,避免饮用葡萄柚汁;②控释片、缓释片服用前不要将药片分开、压碎或嚼碎;③本药可引起眩晕和头昏目眩,特别是开始用药的几天,应避免从事需要高度集中精力的工作;当患者坐或躺了一会儿,起身时应缓慢,以便身体适应和减少眩晕。

(2)指导患者就诊时告知医生:现在使用的β受体阻滞剂、地高辛、奎尼丁、西咪替丁、补钙药、芬太尼、巴比妥类、苯妥英钠、硫酸镁注射剂或抗高血压药物。

5. ACEI类药物

(1)服药时的指导:①卡托普利应空腹服用,可在餐前1小时或者餐后2小时服用;②服用西拉普利、贝那普利、福辛普利、依那普利、氯沙坦、缬沙坦等药物时与食物无关。

(2)指导患者就诊时告知医生:现在使用的锂、钾补充剂或补盐剂、保钾利尿剂或抗炎药(非甾体类抗炎药如阿司匹林)及其他可引起肾脏损伤的药物如两性霉素、庆大霉素等。

6. β受体阻滞药

(1)服药时的指导:服用β受体阻滞药物期间严格

按照医嘱服药，不要自行停药。

（2）指导患者就诊时告知医生：现在使用的利尿药、抗感冒和抗鼻塞药以及其他治疗心脏病和高血压的药物。

四、降脂治疗药物

阿托伐他汀

阿托伐他汀具有稳定颈动脉斑块、恢复内皮功能、抗血小板血栓形成、减少炎症反应作用。氯吡格雷具有抗炎作用，并能选择性地抑制二磷酸腺苷（ADP）与血小板受体的结合，随后抑制激活 ADP 与糖蛋白 GPⅡb/Ⅲa 复合物，从而抑制血小板的聚集，也可抑制非 ADP 引起的血小板聚集。阿托伐他汀与氯吡格雷联用，以发挥其稳定斑块的作用。

1.服药时的指导 服用降脂药物可以有效地降低血脂，但这并不意味着可以不控制饮食，继续控制饮食是必要的。

2.服药后的监测 需注意阿托伐他汀的不良反应，注意每月复查 1 次肝功能，出现可乐色尿、肌肉疼痛、视物模糊、视物成双、感觉异常、呕吐、脱发、胸痛等症状时应咨询医生或药师后再用药。

王 玲 刚婷婷

参 考 文 献

1. 中国卒中杂志编辑部. 国际脑血管病指南. 北京：中国卒中杂志编辑部，2009.

2. 杨莘. 实用神经内科护理及技术. 北京：科学出版社, 2008.
3. 杨莘. 神经疾病特色护理技术. 北京：科学技术文献出版社, 2008
4. 孙宁玲. 中国高血压患者自我管理标准手册. 北京：中国轻工业出版社, 2008.
5. 中华医学会神经病学分会脑血管病学组. 中国脑血管病防治指南. 2010.
6. 美国心脏协会卒中委员会. 卒中一级预防指南. 2011.

第五节 社会心理指南

脑卒中改变着患者及其家庭的人际关系、生活节奏，其危害因素给患者造成很大的心理压力甚至引发心理危机。很多研究表明患者与家人的心理调整与适应机制对康复效果的最终结局有决定性影响，在整个康复过程中，不论是康复护士还是社区护士都应意识到这一点。在康复的每个阶段给予患者必要的相关知识宣教、行为指导、心理支持，使患者和家庭以平和的心态、积极的态度面对现实。

一、对脑卒中患者及家庭的康复教育

脑卒中的康复是一个全面而长期的系统过程，当患者结束急性期治疗或卒中单元的早期康复治疗后，将回到社区医疗机构或家庭中继续进行康复治疗和自理能力训练，有些患者甚至要坚持终生训练。让患者及家属了解脑卒中恢复后期及后遗症期相关的康复知识、康复技术，有助于并发症的预防，从而提高康复效果。国外的研究表明：康复教育是康复成功的关键，康复教育应贯穿于康复的全过程。在发达国家的康复机构中有专门从事康复教育的护理人员对患者及家属进行康复教育指导。在我国各医疗机构的护士都有对患者及家属进行疾病相关知识康复教育的责任。

（一）脑卒中患者及家庭康复教育的目的

使患者了解卒中复发的原因和预防措施,敦促患者改变不健康的行为和生活方式,消除或减少复发的危险因素,提高自我护理能力和生活质量。

（二）脑卒中康复教育的具体内容

1. 为什么要学习了解脑卒中相关知识?

2. 脑卒中发病原因有哪些?

3. 脑卒中发病后有哪些危险因素?

4. 脑卒中发病后有哪些症状表现?

5. 脑卒中目前的治疗原则有哪些?

6. 脑卒中后可能发生哪些并发症?

7. 如何预防脑卒中后的并发症?

8. 脑卒中后为什么要坚持康复训练?

9. 在康复训练中有哪些注意事项?

10. 如何在家庭现有的条件下进行康复训练?

11. 如何预防脑卒中复发?

12. 为什么要坚持定时服药和定期测量血压?

13. 为什么要控制不良情绪和心理等不利因素?

14. 如何缓解精神压力,保持情绪稳定?

15. 为什么要戒烟?

16. 为什么要控制饮食避免体重超重?

17. 如何注意安全,预防跌倒?

18．如何选择适合的训练器械及辅助用具？

19．如何进行家居环境的改造？

（三）脑卒中康复教育的方法

1．循环授课法　根据脑卒中疾病的特点将相关宣教内容编写成4～5节课的讲义，如《脑卒中康复护理指导手册》。每周固定时间讲解一节内容，4～5周为一个宣教周期，向患者及家属进行集体循环性讲授。

2．个别指导法　对于一些病情较重无法参加集中授课的患者及家属，护士可到患者家中进行有针对性的个别指导。

3．随机宣教法　利用宣传板报、宣教专栏进行普及宣教。

（四）对患者及家属康复教育的注意事项

1．设法建立信息的联系通道，对康复教育的安排进行告知。不同医疗机构都有定期为辖区内居民进行健康教育的任务，讲课的内容和时间通常会张贴在医疗机构制定的通知栏内。同时护士还应设法与社区居委会、社区卫生服务站取得联系，将宣教课程通知送达到患者。

2．编写康复教育手册时应注意使用通俗易懂的语言，配合图片说明，利于患者及家属的理解和接受。

3．在讲课前将课程内容或宣教手册印发给患者或家属，便于他们学习和记忆。

4．宣教形式要多样，如观看幻灯片、录像片、实际操作演示等，避免单一的讲读稿。

5．鼓励患者及家属的参与和互动，提高他们学习的积极性。

6.注意康复教育效果评价，及时了解患者及家属对本次课程的理解和掌握情况，分析宣教效果，便于持续改进。

二、脑卒中患者社会心理支持与卒中后抑郁的护理

几乎每个脑卒中患者都存在不同程度的心理障碍，而每个脑卒中患者的家庭都会因此受到不同程度的影响，有些甚至因此引发严重的家庭危机或家庭功能障碍。而家庭的危机或家庭功能障碍又反过来影响脑卒中患者配合治疗及参与训练的积极性和主动性。患者及其家属一旦陷入家庭适应不良的循环，就会使患者和家庭的处境不断恶化。要使患者及其家庭得到最大限度的康复，就要积极地帮助指导他们规避或打断这种恶性循环，使患者得到最大的康复和最充分的家庭帮助。

（一）脑卒中患者社会心理支持

1.鼓励患者积极面对、树立信心

（1）向下比较患者：当患者对自己评价过于消极负面时，为患者选择一些比其情况严重的患者作为对照，使患者认识到自己的优势，了解他不是最糟糕和最不幸的人，以此使患者心情好转。

（2）正性激励患者：残疾人联合会主席邓朴方曾指出："一个残疾人不屈于命运，走出自己的人生之路，为社会作出了贡献，这样的实实在在的人在我国有成千上万。他们的共同经验是：要自尊、自信、自强、自立……病残作为一种不幸，客观的降临到自己身上，应

该怎么办？路有两条：一是悲观失望的认为一切都完了，甚至轻生厌世；二是正视现实，乐观向上，无论多大困难，路仍在自己脚下，重要的是自己去拼搏、去努力、去创造。"护士要经常借用这类激励性言语鼓励患者。为卒中患者介绍本社区内康复较好的病友相结识，树立患者及其家庭的信心，指导患者和家庭积极地面对现实的问题。

（3）积极的生活态度影响患者：护士的语言行为和态度也直接影响患者的情绪，无论内心有何不快，护士在患者面前都应表现出积极、阳光、活跃、兴奋的神态，以此来带动和影响患者。

对敏感话题灵活回避，如我什么时候恢复？我能不能好？对此类话题给予中性的回答，如"恢复是一个缓慢的过程，但总在恢复，您比上周又有进步了"，这样既让患者不失去信心，也使患者慢慢地顺其自然。

2. 指导家庭成员如何支持关注患者 家庭是患者最直接的依靠，为患者提供多方面的支持和帮助。社会支持往往是通过家庭作用于患者，社区护士在康复过程中要充分评价家庭的作用。

指导家庭成员为患者提供情感支持。家人应处处关心患者，对患者正面的积极的语言行为给予肯定、关注甚至大大的夸奖。而对于负面情绪则不给予关注，渐渐培养患者积极向上的乐观生活态度。

指导家庭成员为患者提供生活上的照顾。在日常生活动作中，凡是患者已经掌握的和正在训练的，都应创造条件让患者独立完成，能够协助完成的就不要帮助完成，避免过多的干预和替代。对患者自我照顾的能力要经常给予肯定和表扬。

指导家庭成员为患者创造与外界沟通的机会。在家庭这个忠实的代言人的保护下，患者常常采取自我封闭、回避现实的态度，家人要创造机会，鼓励并帮助患者与外界沟通交流。这样可以得到外界的帮助和支持，也可以使患者心情愉悦，有效地预防卒中后抑郁状态。

指导家庭成员帮助患者重塑角色功能。脑卒中后患者可能为无法承担过去的家庭角色而感到悲哀，产生无用感。家人为患者创造承担可能的家庭任务的机会，使患者找回对家庭和社会生活中有用的自信心，充分体现患者回归家庭社会的人格和能力。

（二）脑卒中抑郁护理

当脑卒中患者经过几个月的治疗与康复后，其功能恢复程度与患者及家属的期望值存在差距时，患者开始对现状失望，对残疾生活预后恐惧，几乎所有的卒中患者都会出现悲伤、忧郁和无用感。卒中后抑郁是典型的心理问题表现。国内外文献报道卒中后抑郁的高发期在卒中后 3～6 个月，其中卒中后前 3 个月发生率最高，给患者的康复带来危害。

1. 脑卒中抑郁的识别　脑卒中患者可能存在失语、认知障碍等功能损害，这给抑郁的识别造成一定困难。有抑郁的患者通常表现为不同程度的与环境处境不符的心情低落或情感障碍。

（1）轻度抑郁表现：情绪低落、思维迟缓和意志活动减退；对事情没有兴趣和愉快感；精力减退，易疲乏；易伤感，注意力下降；思虑过度、失眠、容易激惹。

（2）重度抑郁表现：除以上轻度抑郁症状外，还伴有紧张、焦虑，早醒或睡眠障碍，任何兴趣丧失，思维迟缓，食欲减退、体重减轻。

2. 脑卒中抑郁的护理方法

（1）起居房间改善：患者居住的房间应尽量宽大、光线明亮，摆放的家具和用物不要过于紧凑或拥挤，墙壁以明快的色彩为主，墙上可以悬挂或张贴色彩鲜丽富有生活气息的图画。尽量避免患者独处。通过营造欢快积极的氛围，可以帮助患者缓解和消除其负性情绪。

（2）首先要与患者建立良好的关系：无论护士、家属还是陪护者，在与患者接触时有意识地和患者建立一种良好的人际关系，给患者留下好的印象，努力赢得患者的信任后，才有可能进一步帮助患者矫正异常情绪和行为。

（3）无条件地关注和尊重患者：护士要表现出理解甚至是珍视患者的主诉，全神贯注地倾听，不加主观判断地对患者人格尊重与感受的接纳。要真诚和深切地关心他们，并相信他们是有建设性潜力的人。

（4）鼓励患者表达内心想法：抑郁重的患者思维过程缓慢，护士要耐心倾听并用语言、手势或点头等表示理解和关心。通过倾听了解其内心想法，寻找时机引导患者将注意力转移到外界来。

（5）及时阻断患者负面消极的想法：当患者流露出

对自己或生活负面的看法,如自己什么都不行了、一切都完了、活着没意思等思想时,护士要及时阻断患者的消极想法,用患者的优点和已有的成绩取代或减少他对自己的负向评价。表扬他的努力,夸奖他的进步。协助患者检视认知,调整不符的目标。同时设计安排能使患者得到成就感的社交或集体活动。

(6)注意为患者保密:替患者保密其不愿意声张的事情是对患者的尊重。护士必须预先向患者承诺并认真遵照,切不可失信于他们。否则不仅会加重他们的心理负担,而且会使患者失去对他人的信任。

(7)对于敏感问题采取灵活回避:在与患者接触过程中,常常会遇到一些比较敏感的话题,如患者会提到"我今后生活能否自理?""我的病需要多长时间恢复?"等此类问题。对于这些问题最好采取比较折中的、灵活的回避,如暂时举一些积极配合训练并恢复显著的成功范例,既让患者对恢复有信心,又让其尽可能顺其自然。

(8)指导患者家属学习新的应对技巧:一些患者不愿外出,担心被周围人看到自己的残疾。指导患者积极地看待周围人善意的眼光和希望能给予帮助的态度。改善不适应的处理问题的方法,增加人际交流技巧。

(9)注意重度抑郁患者的安全:重度抑郁患者的抑郁心境有昼重夜轻的特点,清晨醒来陷入悲哀和痛苦之中,自我控制力下降,甚至产生极端的强迫观念,表现为木僵状态、自杀行为或攻击他人。在这些重点时段护士和家人更要加强看护,保障患者和他人安全。

第六节 脑卒中患者生活能力的重建

一、生活能力的评估

为了在医疗机构中独立地生活，所需进行的生活能力的评估（ADL、语言、认知、吞咽、肢体活动）一般都是比较粗大的、无需利用工具的动作，这些动作称为基本ADL。但为了在家庭和社区中独立地生活，常常要操纵卫生和炊事用具，使用一些家庭电器以及常用工具等较精细的动作，故称工具性ADL。在基本ADL中，有一些只涉及躯体的功能而不涉及言语、记忆、解决问题等功能的，可称为躯体性ADL，其代表有修订的Barthel指数（又称巴氏指数）（表3-11）

表3-11 改良巴氏指数评定表

项目	评分标准	评定时间（　年　月　日）
大便	0= 失禁或昏迷 5= 偶尔失禁（每周<1 次） 10= 能控制	
小便	0= 失禁或昏迷或需他人导尿 5= 偶尔失禁（每 24 小时<1 次，每周>1 次） 10= 能控制	
修饰	0= 需帮助 5= 独立洗脸、梳头、刷牙、 剃须	

续表

项目	评分标准	评定时间(年 月 日)
用厕	0= 依赖别人 5= 需部分帮助 10= 自理	
进食	0= 依赖 5= 需部分帮助(切面包、抹黄油、夹菜、盛饭) 10= 全面自理	
转移	0= 完全依赖(需2人以上帮助或用升降机不能坐) 5= 需2人或1个强壮动作娴熟的人帮助 10= 需要少量帮助(1人)或语言指导 15= 自理	
活动 (进行)	0= 不能动 5= 在轮椅上独立行动 10= 需1人帮助步行(体力或语言指导) 15= 独立步行(可用辅助器)	
穿衣	0= 依赖 5= 需一半帮助 10= 自理(系开纽扣、开关拉链、穿脱鞋及乳罩)	
上下楼梯	0= 不能 5= 需帮助(体力或语言指导) 10= 自理	
洗澡	0= 依赖 5= 自理	
总分		
ADL 能力缺陷程度		
评定者		

注:ADL 能力缺陷程度:0~20 为极严重功能缺陷,25~45 为严重功能缺陷,50~70 为中度功能缺陷,75~95 为轻度功能缺陷,100 为 ADL 自理

使用 Barthel 指数的指南：

指数应记录患者确实能做什么，而不是可能或应达到什么程度。

主要目的是确定由任何体力或智力帮助（较小的）所获得的自理程度。因此，如需提供任何自动监督则表明患者不能自理。患者自理的程度应通过由护士、亲属或本人所提供的最好信息和通过与患者交谈来确定。应记录患者 24 小时内所完成的情况，虽周期较长，但为说明问题是需要的。尽管无失禁，昏迷者也应记为 0 分。中度指患者能提供所需力量的一半。只要患者无需任何人帮助，虽用辅助器也可划入自理类。

便：偶尔失禁指每周少于 1 次。

尿：偶尔失禁指每 24 小时少于 1 次，每周多于 1 次。

导尿患者划为尿失禁。如无需帮助能自行导尿，视为能控制。

修饰：指的是个人卫生。如洁齿（包括固定义齿）、梳头、洗脸等。

用厕：能去厕所或便桶处，无助手能解衣或处理卫生。

进食：能吃任何正常食物，但不能取饭、做饭。

转移：（从床上到椅子上并返回）

完全依赖：需两人以上帮助，或用升降机，不能坐起。

大帮助：需两个人或一个强壮且动作娴熟的人帮助。

小帮助：为保安全需 1 人搀扶或语言指导。

步行：指在家中或病房周围活动，不是走远路。

能力：步行可用任何辅助器。

如坐轮椅无需帮助并能拐弯。

任何帮助都应由未经特殊训练者提供。

穿衣：在无人指导情况下能穿好全部适合身体衣服。

检查患者能否系扣、开关拉锁、穿拖鞋及胸罩。

上楼梯：必须携带任何有效的辅助器才能上楼梯者，视为能独自进行。

洗澡：无需指导能进出浴池并自理。

目前康复机构也有采用日常生活能力（ADL）评价表（表3-12，该量表是1997《中国康复医学诊疗规范》要求的内容，该表的优势在于细致、分数量化小，易于操作。

（一）语言的评估

运动性失语（丧失说话能力、但理解别人说话的意思）、感觉性失语（听不懂别人说话的内容，答非所问）、混合性失语（运动性失语和感觉性失语二者并存）。

言语障碍的评估标准：

0度：不能用言语进行实际的思想交流或言语不能使人理解；

Ⅰ度：能说极少量词汇及短语；

Ⅱ度：能说单词或短句，对日常用语可理解，表达中存在语法上错误；

Ⅲ度：对熟悉的事物或经历能较快地领悟或表达，对不熟悉的事物或经历则表达困难；

表3-12　日常生活能力（ADL）评价表

动作	得分	动作	得分
一、个人卫生动作		六、认识交流动作	
洗脸、洗手		书写	
刷牙		与人交谈	
梳头		翻书页	
使用手绢		打电话	
刮脸化妆		使用信封信纸	
二、进食动作		七、床上运动	
用吸管吸饮		翻身	
用勺叉进食		仰卧位和坐位更换	
端碗		独立坐位	
用茶杯饮水		卧位移动	
用筷子进食		八、移动动作	
三、更衣动作		床和轮椅的移乘	
穿脱上衣		轮椅和椅子的移乘	
穿脱裤子		轮椅和便器的移乘	
穿脱袜子		操作手闸	
穿脱鞋		乘轮椅开关门	
穿脱肢具		制动轮椅前进后退	
四、排便动作		轮椅过门槛	
能控制小便		坐在轮椅上拿地面	
能控制大便		的物品	
便后自我处理		九、步行动作	
便后冲水		前进5m拐弯	
卫生纸的使用		迈过10cm高障碍	
五、器具使用		持5kg物品步行10m	
电器插销开关使用		十、入浴动作	
指甲刀的使用		入浴	
开关水龙头		洗身	
剪刀的使用		出浴	
开瓶盖启罐头			
锁的使用			
钱包的使用			

　　注：评分标准总的原则：能独立完成，每项2分；能独立完成、但时间长，每项1.5分；能完成，但需辅助，每项1分；不能完成，每项0分

Ⅳ度：多数情况下无言语障碍，但有时有理解障碍，言语欠流畅；

Ⅴ度：言语障碍极轻，不易被他人察觉。

（二）认知的评估

脑卒中后常出现认知障碍主要方面包括注意力、记忆力，定向力、计划和组织能力，解决问题能力、语言交流能力、大脑的灵活性和抽象思维、洞察力等方面。认知障碍检查的内容一般包括定向力、记忆力、计算力、语言功能、思维判断、注意力等方面。

护士一般的判断比较简单，包括记忆力的判断：我是你的责任护士，我叫×××，在简单的谈话之后问患者，你还记得我叫什么名字吗？计算力的判断：100减7，再减7；语言的功能判断和注意力从与患者的交流中自然地就判断出来。

（三）吞咽的评估

患者坐位，饮温水 30ml，观察经过，记录时间，有无呛咳。正常：1～5 秒内 1 次饮完无呛咳。异常：Ⅰ级，1次 5 秒以上饮完，或 2 次以上饮完；Ⅱ级，1 次 5 秒以上饮完，有呛咳；Ⅲ级，2 次以上饮完，有呛咳；Ⅳ级，多次呛咳，不能饮完。

简单的判断吞咽的方法：让患者做一个空的吞咽动作，用手轻轻按住患者的喉结处，看是否有吞咽；另外让患者喝一小勺水，看有无呛咳。如患者放置胃管，就不要试验，到影像科做专业的 VF 试验判断吞咽情况。

（四）肢体活动的评估

对肢体的评估，通常医生判断得复杂、专业。护士的判断主要有以下两个方面：一是床至轮椅、轮椅至床之间的转移；二是能否步行，以及步行的情况。

二、生活能力的重建

（一）日常生活活动内容

1. 良肢位摆放

健侧卧位：患侧在上，身前用枕头支撑，患侧上肢自然伸展，患侧下肢屈曲（图3-1）。

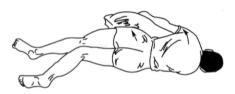

图3-1 健侧卧位

患侧卧位：患侧在下，背后用枕头支撑，患侧上肢伸展，下肢微屈，健侧上肢自然位，下肢呈迈步位（图3-2）。

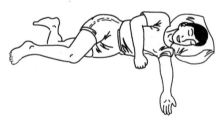

图3-2 患侧卧位

仰卧位：患侧臀部和肩胛部用枕头支撑，患侧上肢伸展，下肢屈膝，头稍转向患侧（图3-3）。

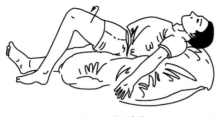

图3-3 仰卧位

半卧位：患侧后背、肩部、手臂、下肢用枕头支撑，患侧下肢微屈（图3-4）。

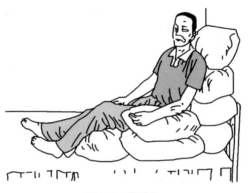

图3-4 半卧位

2. 床上翻身

向健侧翻身：患者仰卧位，双手交叉握住放在胸前，将健侧脚穿过患侧小腿后方，健侧带动患侧完成向健侧翻身动作（图3-5）。

向患侧翻身：患者仰卧，双手交叉，患手拇指在健侧拇指前方；双上肢伸展并向头的上方上举，下肢屈膝；双上肢伸展，在头上方水平摆动。借助摆动的惯性，带动身体翻向患侧（图3-6）。

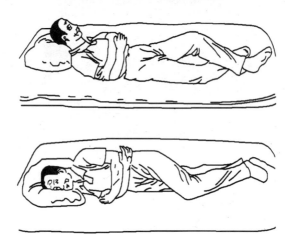

图 3-5 向健侧翻身

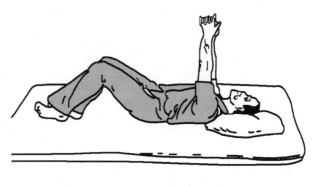

图 3-6 向患侧翻身

3．坐起训练

被动坐起：发病后早期初次坐起或长期卧床要坐起时，为避免产生直立性低血压，应采取逐渐增加角度的被动坐起的方法。可先将床头摇起15°～30°，休息3～5分钟，逐渐加大角度，每次增加10°～15°，增加坐位时间5～10分钟，经过2～3天的练习，在床上坐直达到90°。当患者可坐直90°并能保持30分钟后，即可开始练习独立坐位及转移动作等（图3-7）。

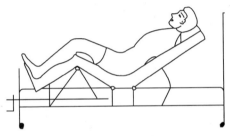

图3-7　被动坐起

注意：患者在坐起的过程中如果出现面色苍白、出冷汗、头晕等症状时，应立即恢复平卧位，然后再酌情调低坐起的角度，逐渐增加患者身体耐受力。要注意检查练习前后的血压和脉搏变化，逐渐增加角度的被动坐起。若没有可摇起的床时，可用木板支起床头或用被子顶住后背，膝下垫枕头的方法进行坐起练习，并按以上要求逐渐增加角度直到90°坐位。在上半身坐起30°以上后，用枕头等垫于膝下，保持屈膝20°～30°。

辅助下患侧坐起训练：首先将患者移至床边，患侧靠近床边，将患膝屈曲，小腿垂在床边外。令患者用健手支撑起上身至床边坐位，辅助者辅助躯干抬起（图3-8）。

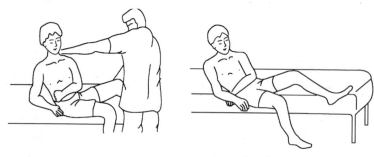

图 3-8　辅助坐起

　　独立健侧坐起训练：令患者将健足插到患足下，翻身至半侧卧位，用健腿将患腿移至床边，垂下小腿，再用健侧肘撑起上身，伸直上肢至床边（图 3-9）。

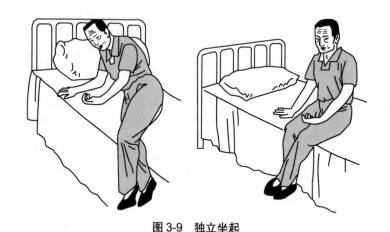

图 3-9　独立坐起

4. 转移的训练

　　从床转移至轮椅上的训练方法：将轮椅放在患者的健侧床边，刹住，患者坐于床边，双脚放于地面上，辅助者面对患者，用下肢固定患侧下肢，患者的健侧手绕在辅助者脖子上或搭肩上，辅助者把住患者腰背部，使患者身体向前，将重心移至脚上，臀部离开床面，然后以健脚为轴，旋转身体，将臀部对准椅面坐下，整理好坐姿（图3-10）。可逐渐减少辅助量，尽早使患者自己完成。

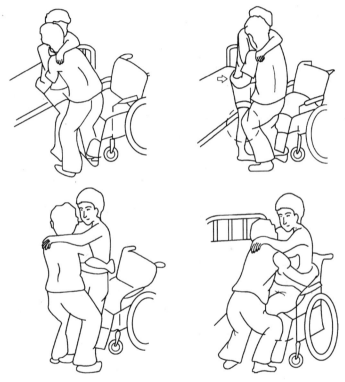

图3-10　转移的训练（1）

将轮椅放在患者的健侧床边，刹住，患者用健手扶住轮椅扶手站起，再扶远处的扶手，半转身，坐在轮椅坐席上。若患者能力不足，可让患者向前移动臀部，辅助者在腰部抓住裤子或皮带，用另一只手按住患者膝关节，辅助患者站起来，患者健手扶住轮椅扶手，半转身，再扶远处扶手坐下（图3-11）。

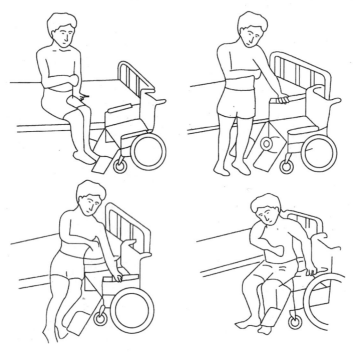

图3-11 转移的训练（2）

从轮椅转移至床上的训练方法：患者从健侧接近床边，轮椅与床成45°左右的角度，刹好手刹。患者身体向前移动，移开踏板，辅助者将一只脚放入患者双脚之间，用手扶住患者腰背部，让患者站起，以健脚为轴，半转动身体，坐到床沿上，辅助者再用单手插入患者膝下，用另一只手托住患者脖子，让患者躺下（图3-12）。

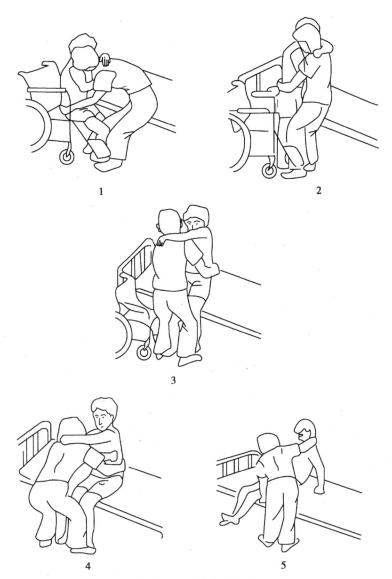

图 3-12　转移的训练（3）

患者从健侧接近床边,轮椅与床成 45°左右的角度,刹好手刹。患者身体向前移动,移开踏板,用健手扶住轮椅扶手站起;若患者能力不足,可让患者向前移动臀部,辅助者在腰部抓住裤子或皮带,用另一只手按住患者膝关节,辅助患者站起来,用健手够向床面,半转身坐在床边。再用健侧脚勾起患侧脚,抬到床上,顺势改变支撑手而躺下(图 3-13)。

5．练习步行　步行前患者要能坐稳、能站起及站稳,注意安全防护以免跌伤,要注意防止过度劳累,穿一双舒适的鞋子,辅助者予以合理的帮助。患者取立位,用健手扶住栏杆,健脚在前,将重心移到健脚上,迈出患腿。患者练习步行时,一定要有人在患者的 15cm 内进行保护,防止摔倒。

6．饮食指导

条件:全身情况稳定,意识清楚,进食体位能够保持稳定性,选择适当的勺、碗、吸管等。

训练指导:

(1)给患者讲解在床上进食及独立进食的重要性,一旦患者有了一定的坐起能力,应尽早坐起进餐。体位是半坐位或健侧卧位。

(2)给患者创造清洁、舒适、安静的就餐环境,必用品放在便于使用的位置上。

(3)在轮椅上进食,首先协助患者坐好,轮椅刹闸,患手放于餐桌上,患手下可放一块毛巾,以增加摩擦力。

(4)给患者提供充分的就餐时间,目的是提高患者的自理能力。

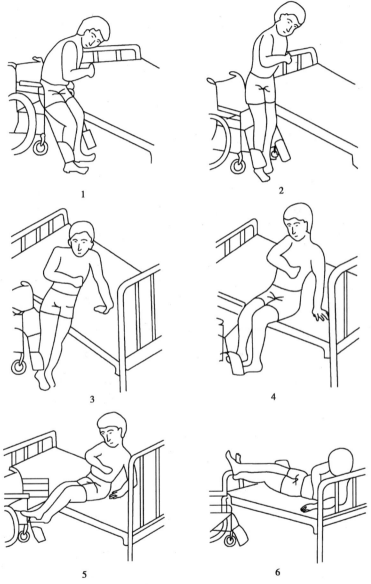

图 3-13 转移的训练（4）

（5）偏盲和半侧空间失认的患者，协助将饭碗放于餐桌中央反复多次提醒患者注意患侧边的饭菜，让患者吃患侧边的饭菜。

（6）对于右侧偏瘫的患者，教患者锻炼使用左手进餐，可在进餐用的小餐桌上放一块防滑板，将餐具放在上面，可对进餐所用餐具进行相应的改造，如使用有碟铛的盘子，防止食物撒到外面；盘子底部加防滑垫或者使用可固定餐具，防止餐具的滑动和脱落，使用经过改制的勺子进食，熟练后再使用筷子进餐。

（7）若患者处于卧床期，应从患侧将食物送入口腔后部。有吞咽障碍的患者必须先做吞咽动作的训练后，再进行进食训练，进食时放于口中的食物不宜过多，要稳要慢，要选用浓汤类的食物，饮水时用吸管。

注意：

（1）对有吞咽障碍的患者和老年患者在进食训练时要注意进食的体位和进食的内容，必要时床旁备吸引器

（2）有义齿者进食前要取下。

（3）要小量慢慢进行训练。

（4）根据患者咀嚼和吞咽能力观察口中有无残存食物。

（5）餐具要在餐桌上固定住。

（6）在整个训练过程中旁边必须有人看护，不得离开。

7. 清洁指导

条件：患者具有坐位平衡和转移的能力。

训练指导：

（1）洗脸：①为患者讲解清洁卫生的重要性；②给

患者讲清楚洗脸的动作要领；③用脸盆或洗手池盛水，支持患者用健手持毛巾洗脸，然后利用水龙头拧干毛巾擦脸；④使用轮椅的患者所用的洗脸池高度应在70～80cm，其下方应有足够的空间。

（2）洗手：①洗健手时，可将改造后的细毛刷（毛刷背面加两个吸盘）吸在洗手池壁上，健手在毛刷上来回刷洗；②擦健手时，可利用患侧上肢弯曲的前臂和腹部夹住干毛巾，健手在毛巾上来回擦拭。

（3）刷牙：①如果患手有少许功能，可利用患手持牙刷，健手挤牙膏，然后用健手刷牙；②如果患手功能完全丧失，可用健手单独完成。可对牙刷手柄予以改造，或使用电动牙刷。

注意：训练时，要注意安全。

8. 更衣指导

条件：

（1）患者应具备坐位和控制平衡的能力。

（2）患者具备基本的活动能力，有一定协调性和准确性。

训练指导：

（1）宣传训练穿衣服在 ADL 中的重要性。

（2）准备适合偏瘫患者穿着的衣裤，上衣应首选开衫散口方扣或圆扣的衣服，功能较好的患者也可选用鸡心领口套头衣服；选用带松紧带的裤子。

（3）教会患者正确的穿衣顺序：穿衣时，先穿患侧，后穿健侧；脱衣时，先脱健侧，后脱患侧；穿上衣时，患者坐好，用健手将衣袖穿进患侧上肢，拉至肩部，用健手将另一衣袖拉到健侧斜上方，穿进健侧上肢，整理衣服系扣。脱上衣时，患者坐好，先脱下健侧衣袖，再用健手脱下患侧衣袖（图3-14～图3-16）。

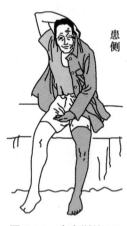

图3-14　穿衣训练（1）

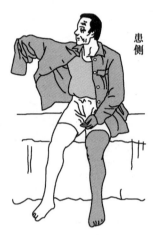

图3-15　穿衣训练（2）

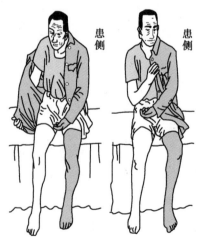

图3-16　穿衣训练（3）

（4）训练穿裤子时，先穿患侧至大腿处，再穿健侧至大腿处，再缓慢站起将裤子提至腰部，整理好。脱裤子时，先脱健侧，后脱患侧（图3-17）。

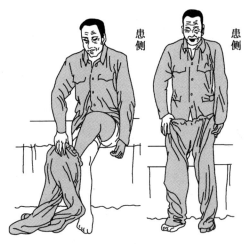

图3-17 穿衣训练（4）

（5）每天可利用各种机会让患者练习穿衣服，不要失去每次可练习的时机，偏瘫患者的各种训练就要反复多次，循序渐进

（6）护士可以先示范穿着，再让患者自己尝试训练，每日训练可以3～4次，并注意督促患者练习。

注意：

（1）选择衣裤，质地要软、平滑有弹性和防潮性，穿着舒适，更换方便。

（2）应首选开衫散口方扣或圆扣的衣服，功能较好的患者也可选用鸡心领口套头衣服；选用带松紧带的裤子。

（3）训练时患者和护士都要有信心。

9. 穿脱袜子、鞋

条件：患者应具备坐位和控制平衡的能力。

训练指导：

（1）穿袜子时，患者坐好，将患足放在矮凳上，用健手将袜子套在患侧脚上，用健手上提，穿好袜子，再穿健侧袜子（图 3-18）。用健手穿鞋，尽量选择高帮搭袢旅游鞋（鞋子不要太小或太紧，偏瘫患者感觉不好，损伤后患者却不知晓）防止足内翻。

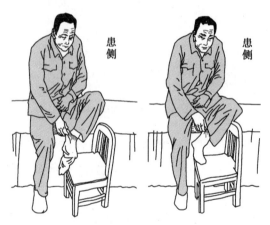

图 3-18　穿袜训练

（2）患者坐在床上或椅子上，将双下肢屈曲，用健手脱鞋袜。

（3）偏瘫患者 ADL 能力的提高没有捷径，只有坚持练习，循序渐进。

注意：

（1）训练时，旁边要有人保护

（2）训练时患者和护士都要有信心。

10.入浴指导

条件：

（1）患者应具备坐位和控制平衡的能力。

（2）浴室的环境适用于患者并有安全措施。

训练指导：

（1）宣教讲解沐浴的重要性，可根据患者的情况以及个人习惯，选择淋浴或者盆浴。

（2）备好用物，如轮椅、长柄海绵刷、毛巾、干净的衣服、浴液、洗发水。

（3）选择淋浴的患者，可坐在轮椅上，刹闸，直接坐在轮椅上淋浴。选择盆浴的患者，出入浴缸时困难较大，需要有人辅助，而且在墙壁上应安装固定的扶手，便于患者使用。

（4）洗盆浴时，患者在浴缸外面的椅子上坐好后，先将患腿置入缸内，再把健腿放入缸内或者先将臀部移向浴缸内横板上，再将健腿放入缸内，其后再帮助患腿入缸内。

（5）水温的调节：偏瘫患者感觉差，水温一定要有正常人试过之后才可以，水温不能超过38～42℃。

（6）教患者使用墙壁上的扶手，防止摔倒；禁止穿拖鞋洗澡，穿带扣袢的凉鞋，防止摔倒。

（7）教会患者先洗头，然后从上身到下身，从前身到后身的顺序，用长柄海绵刷清洗后背及瘫痪侧。或者在毛巾的一侧，固定一个用布带子制成的环，洗澡时将环套在患手腕部，患手置于后腰部，这样只需要健手的上下用力，就可以轻松地清洗后背。

（8）洗澡时注意安全及注意保暖，应有人在旁保护，以增加患者的安全感。

（9）可利用健手及患侧腋窝拧干浴巾，用健手擦干全身，然后坐到轮椅上穿衣服。

注意：

（1）洗澡水温一般在38～42℃。

（2）穿带扣袢的凉鞋，要有人在旁保护，防止摔倒。

（3）如洗盆浴，浴缸内的水不宜过满，患者洗澡时间不宜过长。

11. 器具使用指导

条件：患者有了一定的训练基础，能够完成一些康复训练，如清洁训练、穿脱衣训练。

训练指导：

（1）宣教讲解器具使用的重要性。

（2）教患者由简单粗大的动作到精细动作的训练。

（3）开关水龙头训练，用健手完成；开启瓶盖等，首先固定住待开的瓶子，可用两膝固定，然后用健手利用启瓶器开启。

（4）钱包的使用，可用两膝夹住打开，用健手使用钱包。

（5）锁的使用、剪刀的使用均用健手完成。

（6）指甲刀的使用，患手放于桌面上用健手完成，健手的指甲需要把指甲刀固定在木板上，然后改装后的指甲刀固定在桌上。

注意：对于器具的使用，属于比较精细的动作，护士要有耐心。

12. 如厕指导

条件：

（1）患者能保持身体的稳定。

（2）厕所的地面防滑、无障碍，便坐应为坐式，两旁有扶手，能出入轮椅。

训练指导：

（1）向患者宣教由床上逐步过渡到厕所大小便的重要性。

（2）教会并协助患者正确地驱动，由全辅助到半辅助到完全独立。

（3）患者轮椅要靠近便坐，刹好手闸，旋开脚踏板，身体移向轮椅坐前沿。

（4）健侧靠近扶手站起，转身将两腿后面靠到便坐前缘，站稳后解开裤子。

（5）将裤子脱到臀部以下，再坐到便坐上。便后清洁时与手相反方向移动，有利于擦拭。

（6）用手拉住裤子后站起整理，再按原相反动作坐到轮椅上返回。

（7）要给予患者充足的时间，不要由于患者速度慢，而表现出责怪和厌烦。

（8）卫生纸应固定在患者健手能够到的位置，用健手使用手纸。

（9）便器冲水的开关应选择不需要很大力量的型号，并安装在患者健手能够到的位置。

注意：

（1）厕所内各种扶手必须牢固稳定。

（2）需要有人在旁边保护。

（3）厕所地面要保持干燥。

（二）辅助工具的使用

1．手动轮椅

（1）手动轮椅使用原则：①使用的轮椅要根据患者的体重选择合适的轮椅，使用轮椅时要注意佩戴安全带，并要保持良肢位，患侧手下垫一软枕，防止肩关节半脱位；②有颈痛或颈僵硬的患者，如果在轮椅倒后开行或下石阶时不能检查后方环境时，可加装倒后镜。

（2）上下斜坡：①上斜坡时，如果不能独立进行，可由他人帮助；②下斜坡时要注意用脚制动和用手控制方向，尤其要注意安全。

（3）过马路：①留心路面交通变化，除非安全得到保障，否则切勿危险横过马路；②遵守交通灯指示；③以最短的时间横过马路，以免阻碍交通；④在人多的地方穿梭或在凹凸的地面行走时，应减慢速度。

（4）出入电梯：①进入轮椅的电梯要有足够空间；②轮椅使用者与其他人共用电梯时，要互相礼让；③应以安全的速度进出电梯。

（5）收折轮椅：①移走坐垫或背垫；②翻起脚踏板；③在座垫中央向上拉；④将两边支架向中央推。

（6）张开轮椅：①把手掌放在座位两旁边缘上，指尖向内，以防夹到手指；②伸直双肘压下；③放平脚踏板；④放回坐垫或背垫。

2．足跟保护器

身体各个部位中，足跟特别容易

有压疮,这是因为①足跟面积小;②当患者不能够提腿以舒缓压力时,足跟便会持续地受压;③足跟骨骼负重时,缺乏肌肉和软组织作为衬垫;④足跟会擦向床垫的表面,形成剪切力和摩擦力,令皮肤有破损的危险。

当患者坐轮椅时,足跟会碰到脚踏板,令足跟、踝部或脚底破皮。足踝或足底的皮肤破损或有伤口,往往很难愈合。糖尿病患者的情况会特别严重,原因是对足部的感觉减退。除了小心护理伤口和注意营养外,也要用均压或减压装置,令伤口快速复原。

3．利用手杖步行

（1）选择手杖：应从维持步行的稳定性和从安全角度考虑。长度应与地面到患者股骨的高度相同。不可过高,也不可过低。健手持手杖点出,患腿迈出,再把健脚迈出。也可以手杖与患脚一起迈出,再迈健脚。使用手杖步行时,要严格注意安全,应有人在患者15cm以内进行保护。

（2）利用手杖上、下楼梯：上楼梯时,患者健手持杖放在上一阶,健脚迈到上一级台阶,伸直健腿,然后患腿上台阶（图3-19）。下楼梯时,健手持杖放在下一阶,患脚迈到下一级台阶上,然后健腿迈下台阶（图3-20）。

4．矫形器　矫形器是用于改变神经-肌肉和骨骼系统功能特性或结构的体外使用装置。

矫形器的基本作用：

（1）稳定和支持：通过限制关节异常活动,稳定关节,恢复其承重或运动功能。

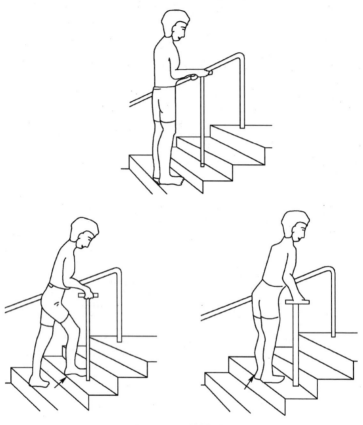

图 3-19 上楼梯训练

（2）固定和保护：通过对病变肢体或关节的固定和保护以促进病变痊愈。

（3）预防、矫正畸形：多用于肌力不平衡、静力性作用而引起的骨、关节畸形。

（4）减轻轴向承重：减轻肢体或躯干的长轴承重。

（5）改进功能：改进残疾人步行、饮食、穿衣等各种日常独立生活和工作能力。

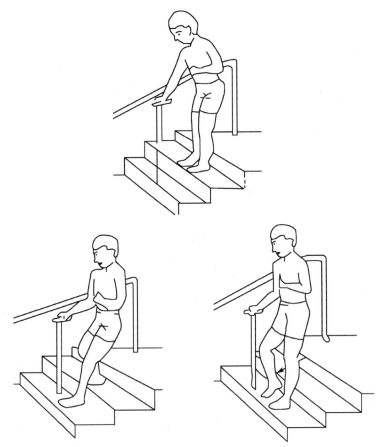

图 3-20　下楼梯训练

（三）家居改造

指导家属对患者原有居住环境和空间的调整和改造，目的是增加 ADL 独立能力，有利于家庭训练，保障患者独立活动的安全。

家居环境的调整：在患者出院前要指导家属对患者原有居住环境及房屋进行评估，如家居周围有无障碍设施、平房有无坡道及楼房有无电梯等。进行改造时应充分考虑以下方面：手推轮椅连同肘关节活动在内需要96cm 的高度；整个轮椅做 360° 的转动需要 160cm 的直径；在坐位静止时轮椅的长×宽应有 110cm×80cm 的面积；轮椅扶手离地面约为 76cm，坐位离地面约为 48.5cm。出入口应为斜坡形，倾斜的角度为 5° 左右，或每长 30cm 升高 2.5cm。宽度应为 1～1.14m。坡表面要用防滑材料，门内外应有 1.5m×1.5m 的平台部分，然后接斜坡。平台的作用是让患者进出门后能转身来关门或锁门。门的净宽不小于 80cm，门的拉手应采用推拉式或杠杆式。

重新安排家居内生活空间：如存在上肢活动受限时，应注意将各种日常生活用物放在其可取及范围的台子上；存在视野缺陷如偏盲时，应将床和家具移到患者一进门时用健侧视野能看到的地方。

厨房的改造：切菜板应固定在台面上，易滑动的被切物可用钉子固定于切菜板上，需要削皮的菜，也可固定于切菜板上。

卫生间改造：卫生间要宽敞。便池采用坐式马桶，高 40～45cm，两侧安置扶手，两侧扶手相距 80cm。洗脸池高度应在 70～80cm，其下方应有足够的空间。墙壁上应装有纵横两种不同方向的把手。地面等处应装有防滑设施。卫生间需安装电话，电话机和拨号盘中心离地面应为 90～100cm。

设计家居空间：注意室内安全，避免使用小块地毯地垫和其他可能影响行走的障碍物，通往浴室厕所的路径减少家具放置。

家庭训练通常不要设备器材，多是依据家居情况因地制宜就地取材或改造制作一些简单的用具。通过陪护人或家属实施一些简单的易学易做的动作。

通过对居室的改造和重新安排，可以更好地解决由于功能以及活动受限而使患者不能完成动作的问题，增加患者的自我独立能力。

（四）认知功能护理指导

卒中后的认知障碍可表现为短期记忆障碍，表现为近期发生的事情刚刚还记得，短时间就忘了，而对以往的事记忆犹新。患者回到病房后，可以给患者看几件物品或图片，让其记忆，然后让患者回忆刚刚看过的物品。可以根据患者的情况调整物品的数量、识记的时间及记忆保持的时间。也可以用积木摆些图形给患者看，然后弄乱后让患者按原样摆好。

也可表现为回忆已识记信息的能力丧失，表现为不能回忆过去的经历或已经识记的知识，包括几小时以前、几天以前、几年以前甚至幼年时期发生的事件不能回忆起来。患者在病房训练回忆最近探望的亲戚朋友的姓名，前几天看过的电视内容，家中发生的事情，午餐进食的种类及饭菜，也可通过背诵简短的诗歌等进行训练。

也可利用电话号码的回忆，逐渐减少提供的线索数字逐渐减少，为递减式，减到患者不用线索也能记起电话号码。也可以在患者面前放置3～5件日常生活中熟悉的物品，让患者分辨一遍，并记住它们的名称，然后撤除所有物品，让患者回忆刚才面前的物品，反复数次，完全记住后，逐渐增加物品的数目和内容的难度。

有的患者丧失了用筷子吃饭的能力，可以用勺子代替。训练患者保持用勺子吃饭的能力，训练过程要从易到难，分步进行。先是训练患者用特制的大饭勺捞起大块的东西，训练完成后，再用普通的饭勺捞大小适中的东西。训练熟练以后，再练习盛米饭，最后练习盛汤喝。

环境改造也是代偿损失功能的一种方式，对于改善记忆障碍是有好处的。例如，在患者房间内放置醒目的日历和时钟，在房间门口放置醒目的标志。

（五）语言恢复护理指导

向患者讲解训练语言的重要性。尽量为患者安排安静的交流环境，与患者进行沟通时，不要应用医学术语。根据患者不同的情况，可以使用肢体语言，最终给予患者清楚的指导。鼓励患者利用各种方式表达自己的需求。给予患者足够的时间，耐心的倾听对于患者是最大的帮助，这样患者才有胆量发音。患者与护士交流时，不宜有太多的人在旁围观，伤害患者的自尊。为患者创造各种机会，让患者张嘴。训练语言可以先从唱歌开始，"东方红"是最适合患者训练语言的歌曲。

训练的目标应放在恢复口语上，以"说"为中心，以生活中必不可少且又是患者有兴趣的口语。如"你好""再见""吃饭"等。或向其提出简短的问题，说话缓慢清晰，给患者一定时间回答问题。在患者表达有困难时可制成"说话卡片"，让患者用手指出其要表达的意思和要求（图3-21）。

手势训练：通过患者较熟悉的手势激发其理解能力，如梳头等动作，让患者模仿并重复。

图片和实物刺激：用直观的方法重新认字、认物，让患者说出所看到的图片或实物的名字或图案。

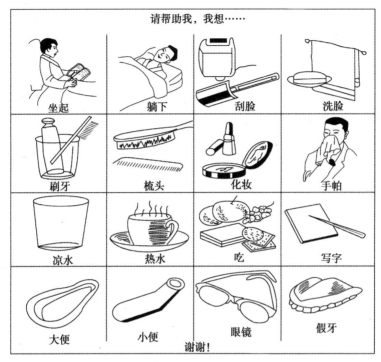

图 3-21 语言训练

（六）吞咽恢复护理指导

对于轻度吞咽障碍的患者，可以改变食物的质地或改变食物性状。可用搅拌机制备流体食物，如豆类、果汁、蔬菜汁。将增稠剂（果酱等）加入流体食物中搅拌成半流体。可将水果直接打碎制成果汁，适合易出现误吸患者补充水分。

给吞咽障碍的患者喂食时应注意：喂食速度要慢，每次 1 勺，等待吞咽结束后再给下 1 勺。并且要将食物放在口腔较为有力的一侧。固体和液体食物不要混合给予。在患者进食时不要和患者进行交谈。给予患者适当的语言提示，比如张口、咀嚼、吞咽。

不宜食用的饮食包括干的颗粒,如豌豆、玉米、饼干、硬糖,而且干的颗粒比较小,可能会误吸入气管造成气道梗阻。对于混合黏度食物,吞咽障碍患者多难以同时控制既有液体又有固体的混合型食物,如水果罐头、混有固体的牛奶或稀粥,因此不要直接用水送服药片或胶囊,可能会造成误吸。建议将固体研碎,制成统一稠度食物。

郑红云　杨　柳

参 考 文 献

1. 朱镛连,张皓,何静杰. 神经康复学. 第2版. 北京:人民军医出版社,2010.
2. 赵超男,谢家兴. 脑血管疾病社区护理与自我管理. 北京:人民军医出版社,2009.
3. 卓大宏. 中国康复医学. 北京:华夏出版社,1990.
4. 李树贞,赵曦光. 康复护理学. 北京:人民军医出版社,2001.
5. 赵悌尊. 社区康复学. 北京:华夏出版社,2005.
6. 汤小泉. 社区康复. 北京:华夏出版社,2000.
7. 赵悌尊. 社区康复基层工作人员手册. 北京:华夏出版社,2008.
8. 张景元. 社区康复教材. 北京:华夏出版社,1991.
9. 黄永禧,王宁华. 康复护理学. 北京:北京大学医学出版社,2007.
10. 胡永善. 新编康复医学. 上海:复旦大学出版社,2006.
11. 关骅. 临床康复学. 北京:华夏出版社,2005.
12. 缪鸿石. 康复医学理论与实践. 上海:上海科学技术出版社,2000.
13. 余瑾,刘夕东. 康复工程学. 上海:上海科学技术出版社,2009.
14. 夏秋欣. 卒中单元护理与药物治疗. 北京:人民军医出版社,2007.
15. 胡佩诚,宋燕华. 心理卫生和精神疾病护理. 北京:北京大学医学出版社,1999.
16. 谢德利. 现代康复护理. 北京:科学技术文献出版社,2003.
17. 中华人民共和国卫生部医政司. 中国康复医学诊疗规范. 北京:华夏出版社,1999.